月の力を味方につける
心と体と魂のセルフケア

12ヵ月のムーンリチュアルBOOK

Lunarly, Kiki Ely

日本文芸社

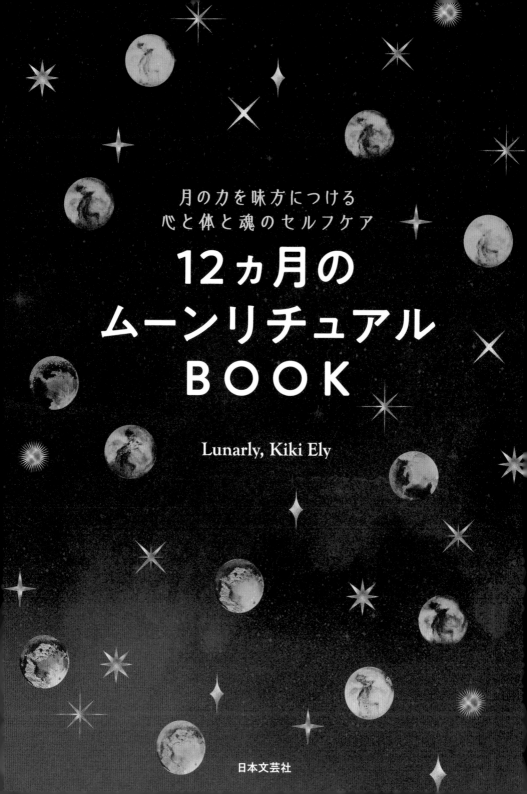

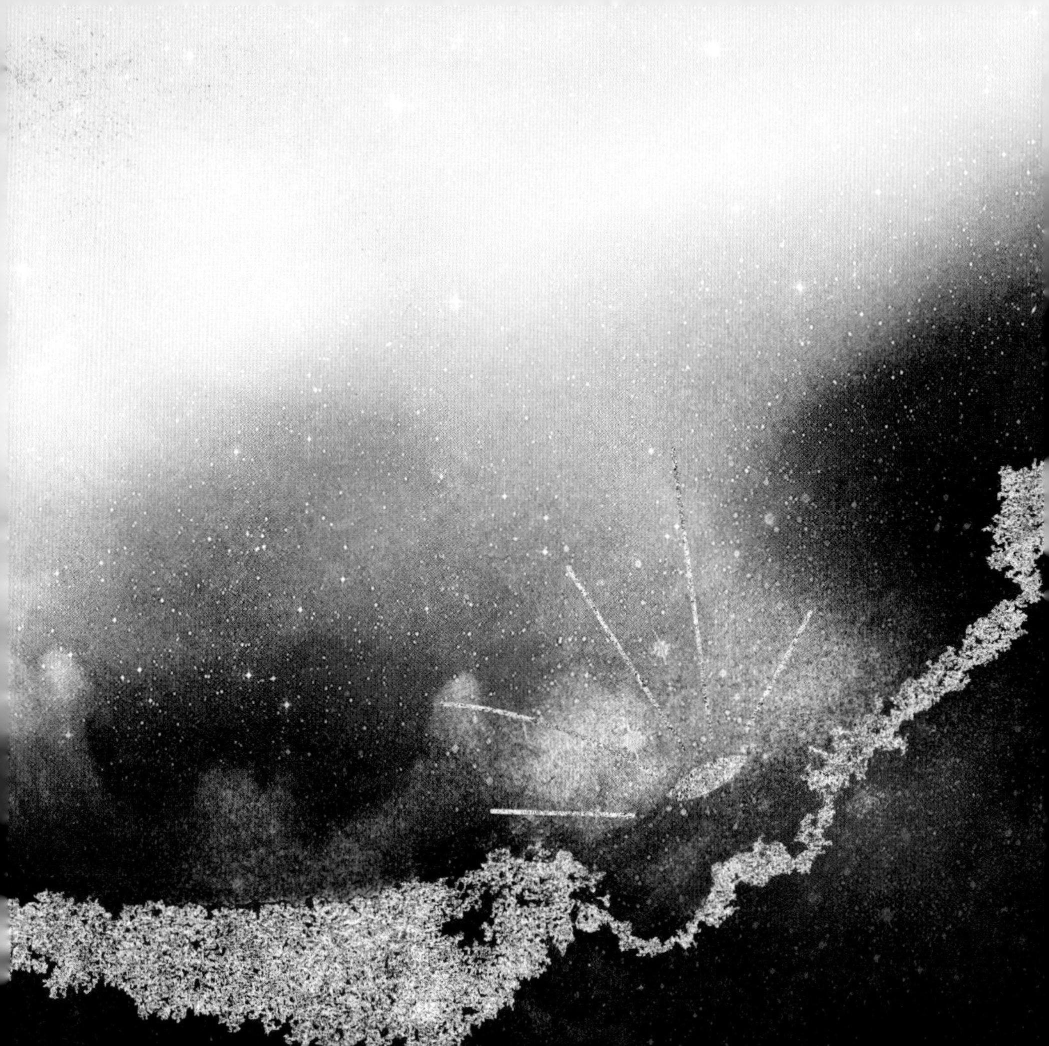

INTRODUCTION

「私が月を見ると、月も私を見る」

童謡
TRADITIONAL

月は、私たちが生まれたその日から生活の一部になります。
それは真っ暗な夜に誕生した赤ん坊にとっても、
朝日の光に包まれて産声をあげた赤ん坊にとっても同じです。
すでに月と深い関係を築いている人もいるでしょう。
月の満ち欠けに合わせて気分、創造力、睡眠サイクル、食欲、野性的本能が
変化するのを実感しているかもしれません。
それに対して、まだ月と関係を築いていない人もいるでしょう。
月が夜空を照らしているという事実に気づいてはいても、
その満ち欠けが自分に深く関わっているとは思っていないかもしれません。
現時点で月とあなたがどのような関係を築いてきたにせよ、
月が何らかの影響をあなたに及ぼしてきたことは事実です。
月には強いパワーがあり、地球上に存在するあらゆる動物の
睡眠、食事、繁殖、エネルギー、そして気分のサイクルを左右します。
さらには、潮の満ち引きにまで影響を及ぼします。

本書はあなたが月のパワーを味方につけ、
月の周期を理解し、月のリズムに合わせ、
日々姿を変える月と調和しながら自分だけのセルフケアや
自分がこうありたいという意図を設定する
インテンションセッティングのリチュアル（儀式）を
見つけられるようお手伝いします。

この本が、あなたの心身の健康を整えるための
手引きとなりますように。

CONTENTS
目次

CHAPTER

1

月の力を味方につけるために知っておきたいこと

BASIC KNOWLEDGE

月は満ち欠けを繰り返しながら日々、変化しています。真っ暗な夜空にあるのに見えない新月、少しずつ光を増していく三日月、少し欠けた十三夜月、静かだけれど力強い光を放つ満月……。月に素敵な名前がつけられているのは、先人たちが移ろう月を愛でていたから。そして、月がもたらす神秘のパワーを感じていたからに違いありません。月を知り、感じること。そして自分の目標や意思を確認していくことで、より、月のパワーを味方につけることができるのです。

1. LIVING WITH THE MOON
月とともに生きる

THE LUNAR CYCLE

月の周期

気がついたら不思議な気持ちで月を見上げていたという経験は誰しもあるでしょう。はるか昔から月は芸術、思考、信仰、文化的な信念、神秘、畏敬の念、そして科学的な研究や観察に影響を与えてきました。

科学的に言うと月の周期はおよそ 29.5 日です。29.5 日の周期で、月は 8 つのフェーズを通過します。新月から満月を経て、また新月から次の新しい周期が始まります。

月は自然科学に基づいたひとつのパターンで変化を続け、その周期は終わることなく繰り返されます。このパターンが自分の人生にどう影響するかを知っておくことで、あなたは月の周期と調和できるようになります。

LIVING LUNARLY

「月とともに生きる」とは

Lunarly（月の満ち欠けをコンセプトにセルフケアを紹介するコミュニティ）は私たちの生活に関係する月の周期に重きを置き、月の神秘や月の影響にまつわるさまざまな活動を行ってきました。

やることが多すぎて押しつぶされそうになったり、元気がないと感じたり、気持ちが不安定になることはありませんか？　忙しい毎日に追われ、いつの間にか「自分がどうあるべきか」よりも「自分が何をするべきか」に気をとられてしまうかもしれません。目まぐるしい毎日を乗り切るには、世界の自然なリズムや地球に最も近い天体である月に注意深く意識を向けることが大切です。

月のパワーを理解して味方につけることで、さまざまなインテンションセッティング（自分がこうありたいという意図の設定）や心と体と魂をいたわるリチュアル（儀式）が身につきます。そうすれば、自分の感情とじっくり向き合い、心が自然と安定し、自分らしさを取り戻せます。すなわち、自分が何を求め、何を必要としているのかが明確になり、それを表明できるようになるのです。

THE MOONS OF THE YEAR

1年を通して変化する月

本書にはさまざまなエクササイズ、リチュアル、セルフケアのワーク、自己肯定感を上げる方法、インテンションセッティング、植物を使ったプロジェクト、パワーストーン、アドバイスが登場します。いずれも各月の周期に関連した季節、環境の影響、文化的信念、神秘に合ったものです。本編を読めば、その時々の月が発するパワーを味方につけることができるでしょう。あなたの自己成長や発展を促し、自分への理解を深めるうえで大いに役立ちます。

本書には、アメリカ先住民の伝統文化をはじめ、その他さまざまな文明のスピリチュアルな習慣に基づいた情報が登場します。中にはインド、中国、エジプト、ドルイド教（古代ケルト民族の宗教）の文化から着想を得たワークもあります。また現代心理学、現代科学、そして多くのエクササイズやリチュアルが私たちの体と脳にもたらすよい影響も、本書を構成する重要な要素です。

月ごとの満月の呼び方

REGULAR MOONS

本書で紹介する満月の呼び方は、現代社会で最も一般的に使われている呼び方です。さまざまな文化や伝統にそれぞれの月の呼び方が存在しますが、本書に登場する呼び方のほとんどはアメリカ先住民の伝統にならっています。

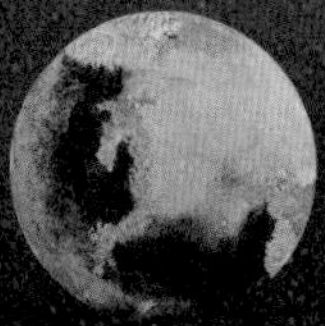

1月

ウルフムーン
WOLF MOON

１月の満月は、真冬に食料不足を嘆いて遠吠えをする、飢えた狼にちなんでこう呼ばれるようになりました。自分の直感や動物的本能の大切さを思い出させ、自分が何に「飢えて」いるのかを自覚させてくれます。

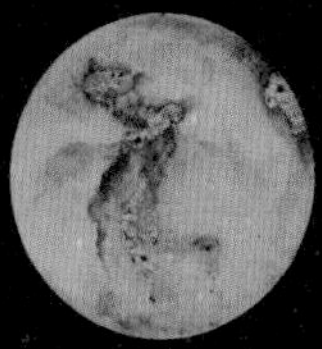

2月

スノームーン
SNOW MOON

２月の満月の呼び方は、冬の終わり頃に降る雪に由来しています。真っ白な雪のように静かで平穏な時間を過ごすことが求められます。

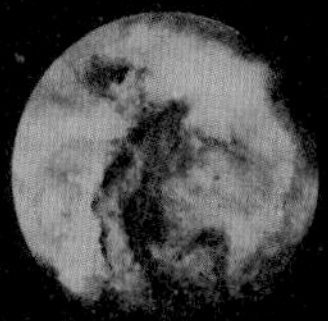

3月

サップムーン
SAP MOON

冬に降りた霜が溶けると、木から樹液（サップ）が流れ出てきます。３月の月が出たら、雪解けの後でとめどなくあふれてくる愛に敬意を表しましょう。

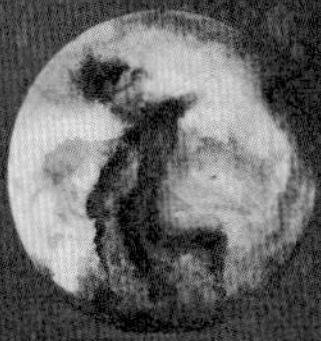

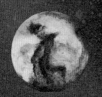

4月

ピンクムーン
PINK MOON

春は初咲きの花で辺りが鮮やかなピンク色に包まれることから、４月の満月にはこのような可愛らしい名前がつきました。冬眠していた魂が鮮やかに目覚める時期です。

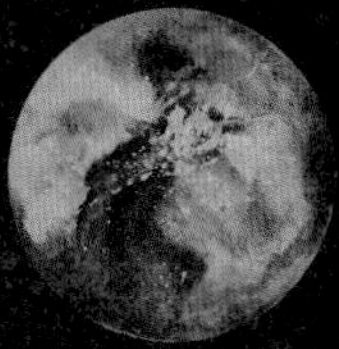

5月

フラワームーン
FLOWER MOON

５月は自然の壮大な美しさと実りの豊かさを感じられることから、チェロキー族（北米アパラチア山脈南部に居住するアメリカ先住民族のひとつ）が満月を「フラワームーン」と呼びました。あなたが自分の根っこの強さに敬意を払い咲き誇れるよう、フラワームーンが導いてくれます。

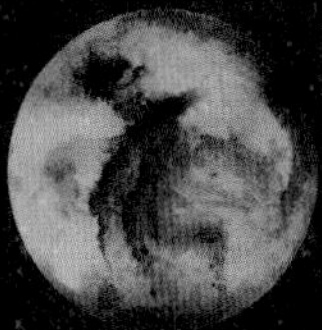

6月

ストロベリームーン
STRAWBERRY MOON

アルゴンキン族（北米大西洋岸からロッキー山脈北部の森林地帯にかけて居住し、アルゴンキン系の言葉を話すアメリカ先住民族のひとつ）は６月に熟したいちごの収穫を行うことから、満月を「ストロベリームーン」と呼びました。夏に現れるこの満月は、あなたが幸せの甘さをじっくりと味わい、これまで大切に育ててきたものの収穫を見守ってくれます。

月ごとの満月の呼び方

REGULAR MOONS

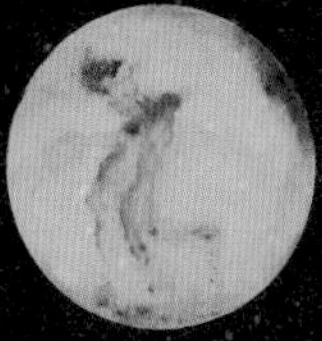

7月

✦✦✦

バックムーン

BUCK MOON

この時期になると若い雄鹿（バック）のツノが生え変わることから、７月の満月は「バックムーン」と呼ばれるようになりました。この月が出ているときは、成長と成熟の時期です。あなたには自分の人生を自由に生き、自分の人生を自分で決める権利があるのだということを教えてくれます。

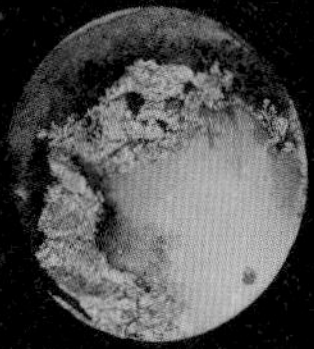

8月

✦✦✦

スタージョンムーン

STURGEON MOON

この時期になると湖がチョウザメ（スタージョン）で豊漁となることにちなんで、アルゴンキン族は８月の満月を「スタージョンムーン」と呼びました。この月は今ある豊かさに感謝し、これから訪れる素晴らしい出来事を気長に待つよう呼びかけてくれます。

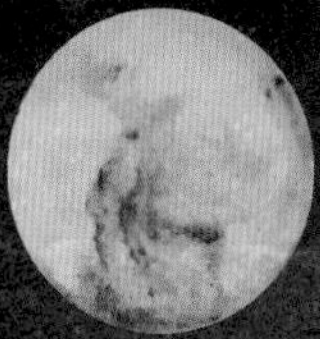

9月

✦✦✦

コーンムーン

CORN MOON

９月の満月には、アメリカ先住民にとって重要な農作物であるトウモロコシの収穫に感謝の気持ちが込められています。あなたも自分の人生にとって「重要」なものに意識を向け、自分の存在にとって本当に大切かつ必要なものに感謝しましょう。

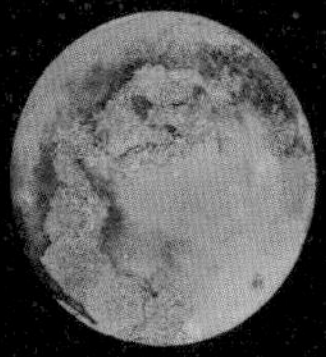

10月

+ + +

ハンタームーン
HUNTER MOON

肌寒くなってくる10月は、これから訪れる長い冬に備えて狩りをするのに最適な時期です。将来のために戦略的に準備をする勇気を与えてくれ、自分には大変な時期を乗り越えるための力が備わっているのだと気づかせてくれます。

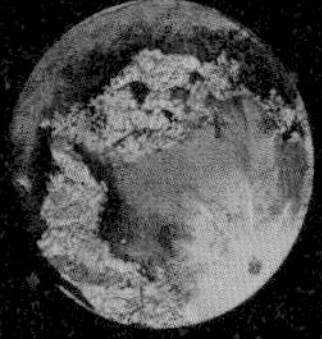

11月

+ + +

ビーバームーン
BEAVER MOON

冬は沼に氷が張ってビーバーがダムへ逃げていくので、アメリカ先住民や初期のヨーロッパ人開拓者は11月になるとビーバーを捕らえる罠を仕掛けました。あなたも「ダム」をつくりましょう。ビーバームーンは、暗くて寒い冬にあなたを暖かく守ってくれる、安らぎの空間づくりを後押ししてくれます。

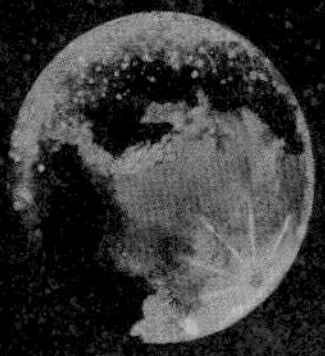

12月

+ + +

コールドムーン
COLD MOON

12月は日が短くなり、気温が大幅に下がります。コールドムーンは、本格的な冬の到来で厳しい寒さに直面したモホーク族（北米北東部の森林地帯に居住するアメリカ先住民族のひとつ）による呼び方だと言われています。あなたが内なる炎に気づくよう促してくれます。

それ以外の特別な月の呼び方

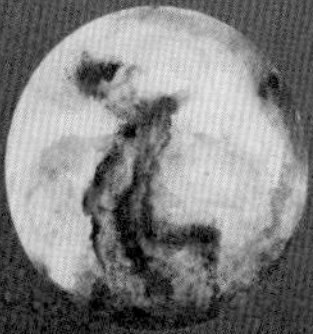

ハーベストムーン HARVEST MOON

夏の終わりと秋の訪れを意味する秋分の日に最も近いタイミングで現れる満月をハーベストムーンと呼びます。すなわち、コーンムーンとハンタームーンのどちらかです。この時期になると、日没後は月明かりに頼って作物の収穫（ハーベスト）が行われていたことから、こう呼ばれるようになりました。月明かりのようにあなたの人生を照らしてくれたものは何であったか、それがどうあなたの役に立ったのかを気づかせてくれます。

ブルームーン BLUE MOON

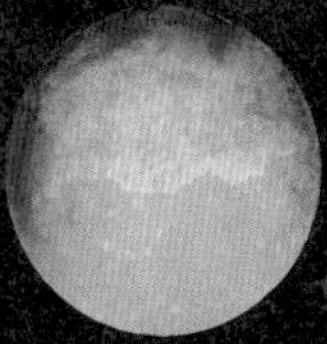

およそ2年半に一度見られる、希少な満月です。多くの場合、ひとつの季節で満月は3回やってきますが、満月が4回やってくるときもあります。その3回目がブルームーンと呼ばれます。わかりやすくするために、ブルームーンの定義が簡略化されることもあります。その場合、ひと月の中で満月が2回やってくるとき、その2回目をブルームーンと呼びます。この満月はあなたが新しいことに挑戦したり、素敵な出来事に感謝する後押しをしてくれます。また、人生にはめったに出会うことのない、あっという間に過ぎ去ってしまう、噛み締めるべき瞬間があります。ブルームーンは、そのことに気づく大切さを訴えています。

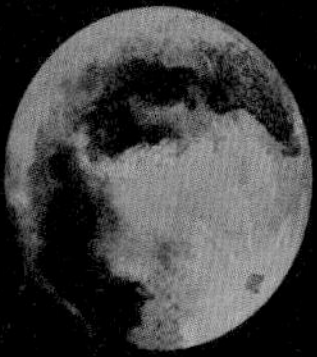

ブラックムーン BLACK MOON

ブルームーンと同じく希少で、32ヵ月に一度訪れる新月です。多くの場合、ひとつの季節で新月は3回やってきますが、新月が4回やってくるときにブラックムーンが現れます。あるいは、ひと月の中で新月が2回やってくるとき、その2回目をブラックムーンと呼ぶと、わかりやすく定義することもあります。新月が現れているときは月に反射して地球に届く光が少なく、月が影に包まれて暗く見えることから「ブラックムーン」の呼び方が定着しました。自分が暗闇の中にいるように感じていたときのことを思い出し、その時期があなたの精神の成長と成熟にどう影響していたかを考えるよい機会です。

THE PHASES OF THE MOON

月のフェーズ

私たちはエネルギーに満ちあふれて外向的になるときもあれば、一人になりたくて内向的になるときもあるでしょう。同じように、月にもさまざまなフェーズがあります。

月は地球のまわりをまわっていますが、その位置関係によってフェーズが変わります。月の半分は常に太陽の光に照らされているものの（日食や月食のときを除く）、地球から見える月はほんの一部が銀色に輝いている状態か、それすらも見えないときがあります。

地球との位置関係によって、月のフェーズは８つに分けられます。主な４つのフェーズが新月、上弦の月、満月、下弦の月です。さらに細かく分けた４つのフェーズが三日月、十三夜月、居待《いまち》月、有明月です。

各フェーズはインテンションセッティング、セルフケア、リチュアルづくりのワークに活用されるさまざまな特性に結びついています。月のフェーズを理解し、意識することで、月がもつ神秘のパワーを味方につけ、あなたの人生に役立てることができます。

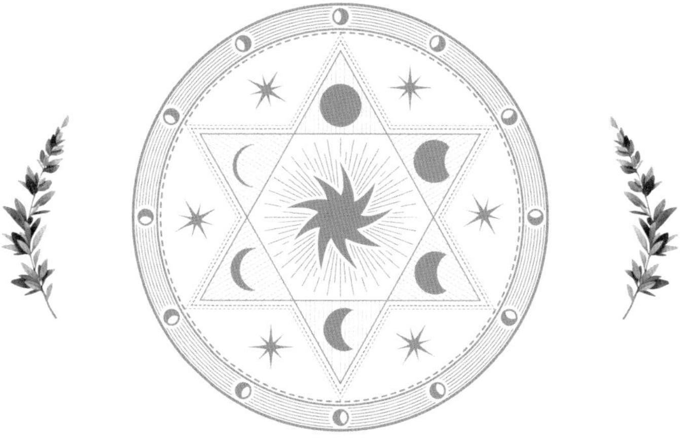

8つのフェーズ
THE EIGHT PHASES

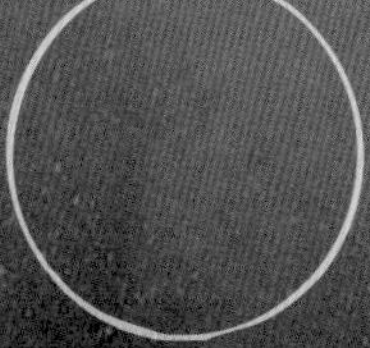

新月 NEW MOON

新月は影となっていて光を反射しないので姿こそ見えませんが、はじまりのときであることを示しています。辺りが暗闇に包まれるこのタイミングで、これまでの人生において日の目を見ることがなかった物事に注目しましょう。明確で無理のない、具体的なインテンションを設定するのに最適な時期です。

三日月 WAXING CRESCENT

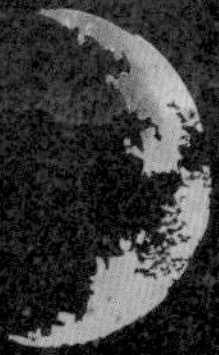

新月の直後、細い三日月の形をした月が夜空に浮かびます。月が満ちていくとともに、あなた自身も成長しましょう。今後の成長に備えて種を蒔いたり、インテンションを高めたり、新しいことを始めるのによい機会です。

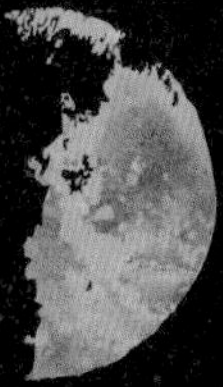

上弦の月 FIRST QUARTER

月の周期が4分の1ほど過ぎたところで上弦の月のフェーズに突入し、月のちょうど半分が光に照らされて見えます。行動を起こし、困難に正面から向き合い、物事を解決へと導くのによい時期です。月の中心に描かれた直線が光と影を分けているのを見たら思い出してください、「今こそ自分の限界を決め、他人との境界線を引き、今後を左右する人生の決断をするべきタイミングだ」と。

十三夜月 WAXING GIBBOUS

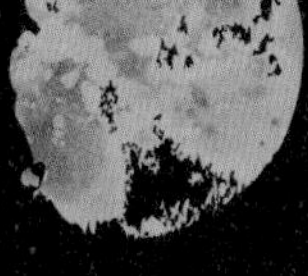

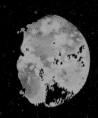

地球から見える月の光の面積が増えてくると、十三夜月のフェーズに突入します。このときに見える月の形は真ん丸ではないものの、半円よりも大きくなります。月が完全な丸い状態になる前に、あなたも必要に応じてそれまでのやり方を微調整したり変えたりするとよいでしょう。

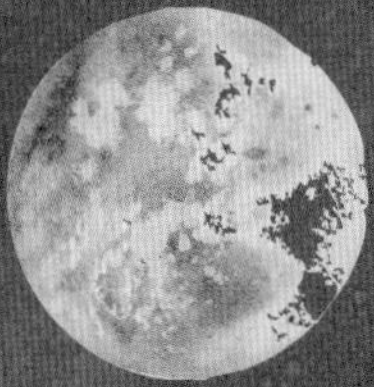

満月 FULL MOON

その響き通り、満月は荘厳な存在です。光に満ち、パワーに満ち、神秘に満ちあふれています。満月の光で、あなたの人生でうまくいっていることとうまくいっていないことにスポットを当ててください。不要なものを手放し、インテンションを引き寄せるために、心の余裕をつくる時間をとりましょう。

居待月 WANING GIBBOUS

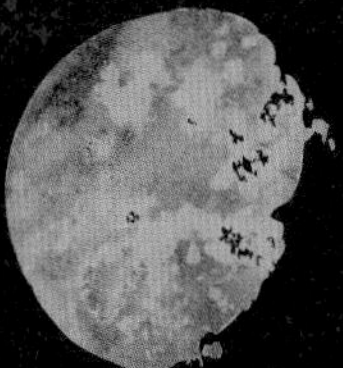

満月が少し欠けた状態が居待月です。直前の満月で授かった光を分け与えましょう。感謝の気持ちを抱いたり、恩返しをしたり、設定したインテンションが自分に何をもたらしたかに気づくよい機会です。

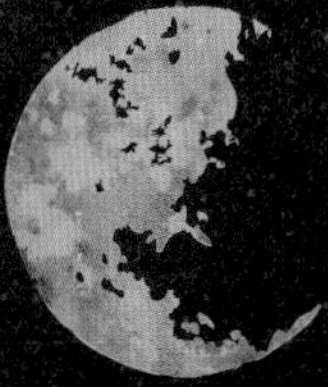

下弦の月 THIRD QUARTER

月が欠けていき、上弦の月を反転させたような形が下弦の月です（半月とも呼ばれます）。月が光を失っていくのに合わせて、あなたも心の奥にある感情を解放しましょう。ネガティブな感情や怒りを認め、浄化してください。自分や他人を許すのに最適なタイミングです。

有明月 WANING CRESCENT

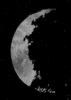

月が地球のまわりをまわっていると、月の形は徐々に細くなり、明るい銀色に見えてきます。このとき、月は有明月のフェーズに突入しています。月と同じように、あなたも新しい周期に向けて準備をするとよいでしょう。人生の新しいフェーズに備えて休息をとり、回復に努めてください。

2. INTENTION-SETTING

インテンションセッティングで意図の力を引き出す

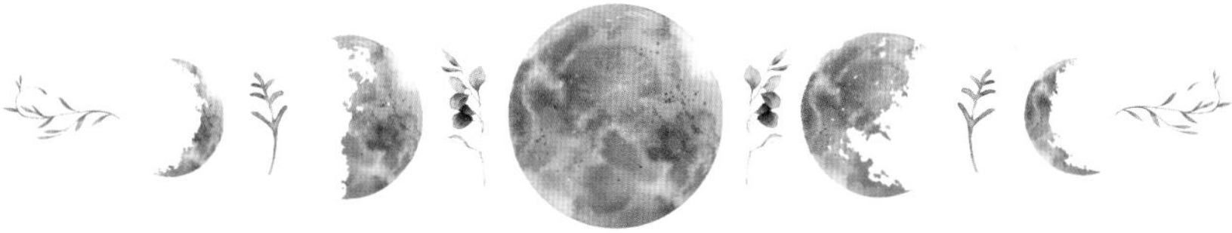

「インテンション」とは本当の自分、本当に求めているもの、そして人生で自分がこうありたいと心から思う姿と矛盾がないようにもつ「意図」のことです。インテンションセッティング（意図を設定すること）を行う究極の目的は、自分の人生に前向きな変化をもたらし、より自分らしく生きられるようにすることです。

あなたが意図ををもって人生を歩むために時間をとるということは、人生に振り回されるのではなく、自分で自分の人生をコントロールする覚悟を決めるということ。意識的にインテンションセッティングを行うと、あなたの魂はあなたの意図に導かれます。

WHAT IS INTENTION-SETTING?

「インテンションセッティング」とは？

インテンションセッティングを行うことで、自分のありたい姿を引き寄せるための決意が固まります。わかりやすく言うと、インテンションセッティングを行うことで考えが実行に移り、思考が現実になるということです。

だからこそインテンションの言葉選びはとても重要。インテンションは願望でも、希望でも、何気ない思いつきでもありません。すでに目標を達成したかのように述べるものです。「私は～をしたい」「私は～が欲しい」「私は～になりたい」という言葉は避け、「私は～している」「私は～をもっている」「私は～である」といった言葉を使いましょう。

EXAMPLE OF INTENTION
インテンションの例

NG
もっと健康的な体型になりたい

OK
私は健康的な体型で、元気で、強くて、
毎日運動するのが大好き

NG
もっとスピリチュアルな力が欲しい

OK
私は自分や他人の人生に奇跡を起こすことができ、
自分の魂と調和している

例のようにすでに現実になっているかのように振る舞うことで、目標の達成へと近づき、インテンションの実現を具体的にイメージできます。

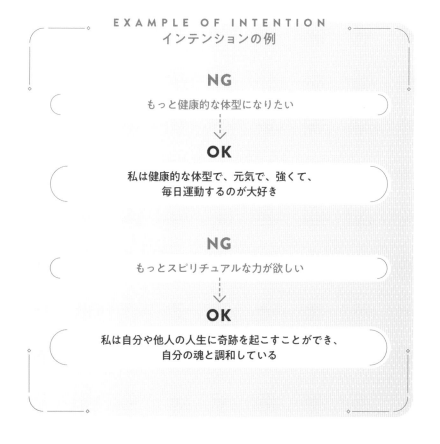

HOW DOES INTENTION-SETTING WORK?

インテンションセッティングのやり方

まずは、目標を定めてください。目標が数え切れないほど思い浮かぶ人もいれば、ひとつも思い浮かばない人もいるでしょう。目標を定めるために適切なマインドセット（無意識の思考パターン）を整えるには、人生のどういった場面に前向きな変化が欲しいのかを考えます。

あなたが立てる目標はあなただけのものであり、あなたの人生の目的を理解する鍵を握ります。あなたが何かを成し遂げたり手に入れたいと思ったときに心がワクワクするようであれば、それを目標のリストに追加しましょう。目標はいくつあってもかまいませんが、それぞれの目標に具体的なインテンションを設定してください。それぞれのインテンションと真摯に向き合う必要があります。

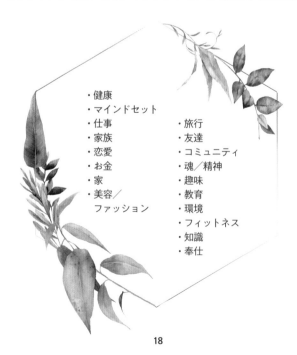

何から始めたらいいかわからない場合は、以下のリストにあるトピックについて考えてみるとよいでしょう。達成したい目標が決まったら、それに合わせてインテンションセッティングを行います。インテンションを明確に、具体的に、かつすで

・健康
・マインドセット
・仕事
・家族
・恋愛
・お金
・家
・美容／ファッション
・旅行
・友達
・コミュニティ
・魂／精神
・趣味
・教育
・環境
・フィットネス
・知識
・奉仕

に達成したかのように書き出してください。次に自信、説得力、決意を込めて書き出したインテンションを読み上げます。初めは声が震えるかもしれませんが、それはごく自然な反応なので問題ありません。インテンションが実を結ぶにつれ、この過程に慣れ、自分のやり方が正しいのだと信じられるようになります。そうすると、次第に声も力強くなるでしょう。

インテンションセッティングを行うときは、自分で責任を負って進捗を把握できるよう、具体的に設定してください。そうすることで、後日インテンションを微調整したり、うまくいくやり方とそうでないやり方を見定めることができます。

例
「私は憧れの仕事に就いている。私は日々誰かの役に立っている。私は臨機応変に行動できる。私には素晴らしい創造力があり、まわりから尊敬されている」
「私には自分をほっとさせてくれるパートナーがいて、互いに愛情と敬意のある関係を築いている」
「私は自分の欲求を第一に考え、セルフケアを日課にしている」

WHEN TO SET AN INTENTION

インテンションセッティングを行うタイミング

新月のときはインテンションセッティングを行うのに最適です。なぜなら、新月は転換期や新しい周期の始まりを意味しているから。つまり出発や白紙の状態を示しており、新しいインテンションをもつのに完璧なシチュエーションなのです。新月に合わせてインテンションセッティングを行うことで、29.5日間の月の周期にわたってインテンションを高めることができます。さらに、変化する月のフェーズに合わせて自ら設定したインテンションを思い返したり、力をもらったり、次の段階へ進んだり、進歩を促すことができます。

本書では、満月ごとにインテンションセッティングのリチュアルを紹介します。これらのリチュアルは、セルフケアに焦点を当てたさまざまな要素で構成されており、目的と具体性をもって、あなたのインテンションとマインドセットにズレがないよう調整してくれます。

THE DIFFERENCE BETWEEN AN INTENTION, AND A MANIFESTATION

インテンション、アファメーション、マニフェステーションの違い

本書はインテンションを活用し、アファメーションを取り入れ、マニフェステーションのコンセプトを用います。これら３つの概念には重複する部分もあるため、ここでその違いを明確にしておきましょう。

インテンションとは、「本当の自分」や「理想の自分」と矛盾がないようにもつ意図のことです。

アファメーションとは、自己肯定のことです。自分の限界を決めてしまう思い込みを打ち破り、ネガティブな思考パターンをポジティブな思考パターンに切り替える、前向きな考えや発言を指します。

マニフェステーションとは、引き寄せのことです。つまり、ポジティブなエネルギーを原動力とする具体的なビジョンです。自分が求めていることを明確にして具体的に思い描き、それが現実になるという思いを強くもちます。行動を起こすべきかどうか、また行動を起こすタイミングについては自分の直感を信じましょう。そしていざそれが実現したら、感謝の気持ちを表明してください。

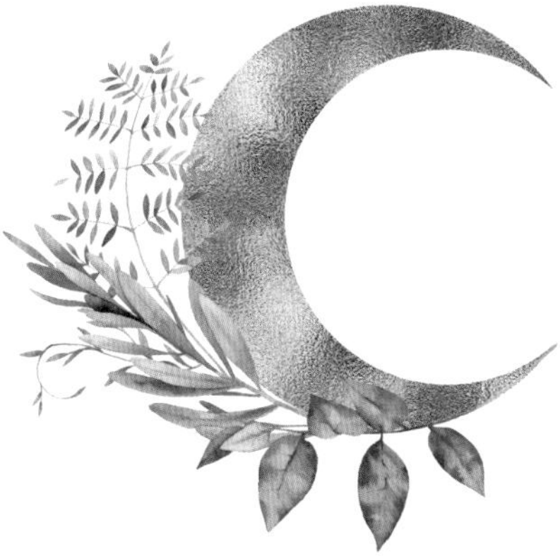

3. HOW TO USE THIS BOOK

本書の使い方

本書を読めば、あなたは自然、願望、そして何より自分自身と調和することができるようになります。月の周期を理解し、月のパワーを味方につける方法を知れば、あなたは人生を昇華でき、その過程で物事がはっきりとし、目的が見つかり、充実感を味わえるでしょう。

本書には、日常生活に取り入れられるさまざまなリチュアル、セルフケアのワーク、ホリスティック（人間の体を肉体・精神・霊魂を含めた全体としてとらえる考え方）のエクササイズが登場します。これらはあなたの人生に役立ち、月ごとに行うインテンションセッティング、アファメーション、マニフェステーションの効果を高めてくれるでしょう。

本書でできること

1 リチュアルの効果を理解していれば、より自分に合った、自分だけのリチュアルをつくり出せるようになります。

2 暮らしに観葉植物を取り入れ、その効果を理解し、植物と自分の成長に気づくことで種を植えて育てること（文字どおりにも、比喩的にも）の重要性を学びます。

3 瞑想とは何かを理解し、さまざまな瞑想の方法を学びます。

4 心の健康を保つために呼吸法を取り入れ、平穏な環境のつくり方を学びます。

5 ジャーナリング（「書く瞑想」とも呼ばれ、頭に浮かんだことを一定時間内に書きとめていくこと）のワークを行います。これによって集中力が研ぎ澄まされ、目標が明確になり、感謝の気持ちが高まり、自分をより深く知ることができます。

6 自分の心の状態を大切にしたり、感情を素直に表現できる状態を維持するにはどうすればよいかがわかるようになります。

7 さまざまなセルフケアのワークを実践することで、インテンションをうまく設定でき、実現するために必要となるポジティブなマインドセットを維持できます。

ここまで読み終えたら、次の月の周期（新月）が始まるタイミングを調べましょう。本書のP.8~11で紹介した「月ごとの満月の呼び方」で次に訪れる満月を確認し、次の新月が現れる日をインターネットで検索してください。その日がきたら、該当する月の章に記載されたインテンションセッティングのリチュアルやワークを実践します。ひとつ後ろの章を先読みしておけば、次の周期に備えたり、次の周期のテーマに慣れ親しんでおくこともできます。

また、本書は独創的かつ柔軟に活用することもできます。たとえば、心に響くワークやリチュアルがあれば、周期にかかわらずいつでも実践したり、現在の周期に当てはめて実践してもOK。本書をもとに自分だけのワーク、エクササイズ、リチュアルをつくり出してもよいでしょう。あなたの直感はあなたにとって何よりの武器であり、従うべきものだからです。本書の内容を変えるも、カスタマイズするも、取り入れるも、拒否するもあなたの自由です。

月の周期に合わせて過ごした１年が終わる頃、あなたは自然なリズムを取り戻し、エネルギーを増し、感覚を磨いているでしょう。さらにあなたの魂が、欲望や自然環境と調和していることに気づくかもしれません。あなたは野生に戻るのです。あなたが月に向かって吠えると、きっと月もあなたに向かって吠え返してくれるはずです。

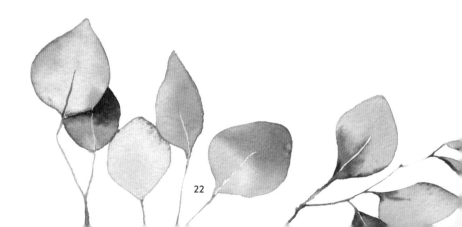

CHAPTER

2

月の満ち欠けに合わせた12ヵ月のセルフケア

PUTTING INTO PRACTICE

月の満ち欠けに合わせたリチュアルを通して、心身の健康を整えていきましょう。各月の周期に寄り添った1年を過ごす中で、毎月新たなインテンションを設定し、植物を使ったセルフケアを実践し、パワーストーンの効果を学び、瞑想を行い、自然の影響を受けて強い精神力を身につけていくのです。これらを日常に取り入れることで自然のサイクルとより調和し、世の中とのつながりが深まり、それらを自分の力にすることができるでしょう。

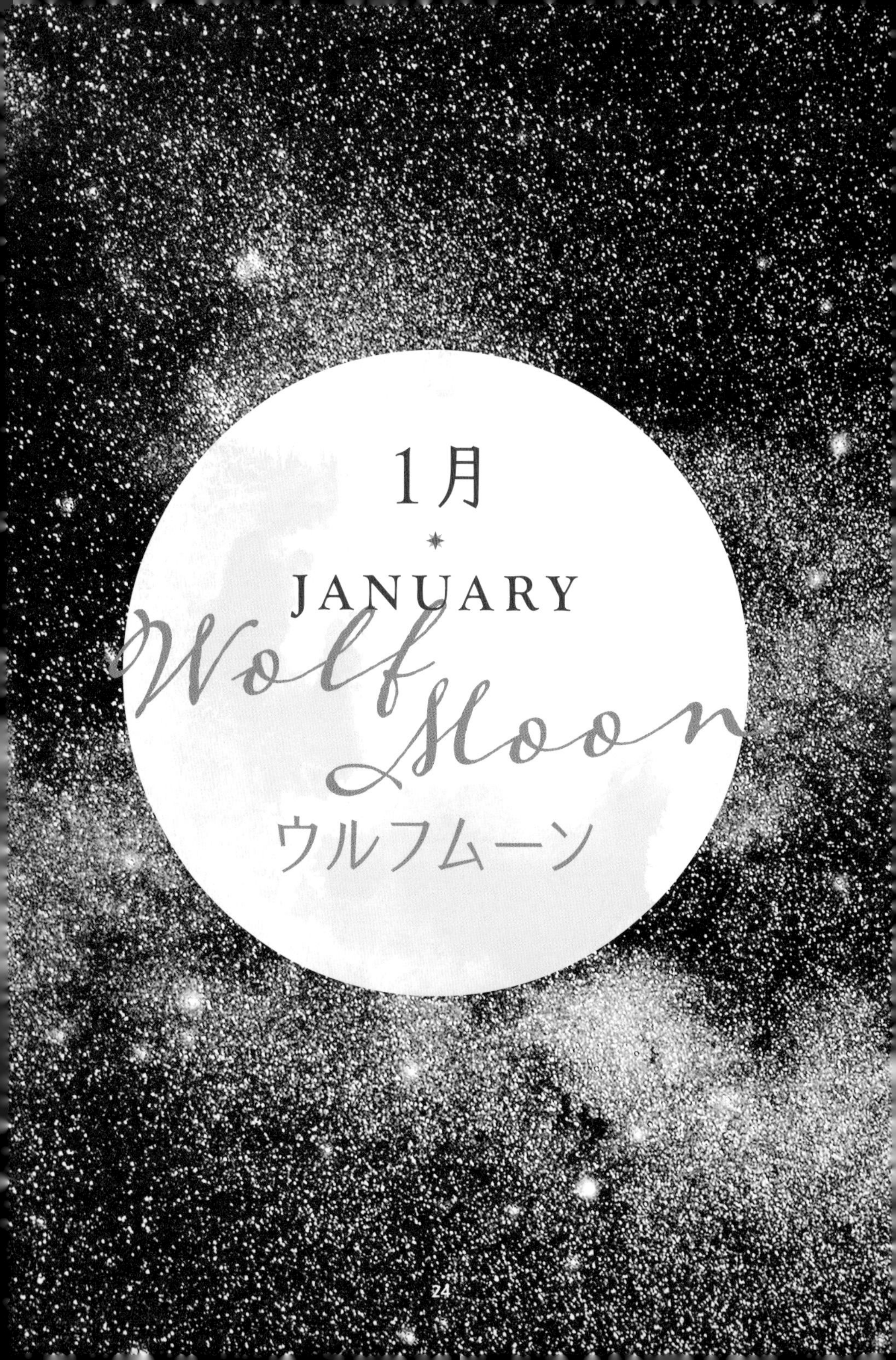

1月

JANUARY

Wolf Moon

ウルフムーン

JANUARY THEME

1月のテーマ

「私は一人の女ではなく、
一匹の狼に近いときがあります。
そういうとき、つい自分の内なる野性を
恥じてしまうのです」

ニキータ・ギル
NIKITA GILL

1月は新たな始まりを表すと同時に、自然界において厳しい時期でもあります。日が短く、辺りは極寒で、食料が乏しいからです。1月の満月は、食料を求めて遠吠えをする狼にちなんで「ウルフムーン」と呼ばれるようになりました。

狼は過酷な冬でもうまく環境に適応し、生き抜き、繁栄します。また、自分の本能を信じているので、食料を求めてたった1匹で勇敢に行動できます。

この時期は、自分が何に「飢えて」いるのかに気づくよいタイミングです。自分の本能を信じ、野性を取り戻しましょう。自分の道を切り開き、自分の動物的本能を固く信じることが求められます。

新月のリチュアル
New Moon Ritual

このリチュアルを行うことで、新月の力を借りて狼のようなマインドセットを整え、明確なインテンションを設定できます。

STEP 1 空間を整える

まずは心が安らぎ、ウルフムーンの特性に合った空間を整えましょう。たとえば、松の香りがするキャンドルに火を灯したり、木の枝で祭壇をつくったり、森の音をＢＧＭにします。ラブラドライト（P.28）をもっている場合はそばに置いておきます。リチュアルを始める前に祈りを捧げる場合は、狼のイメージに関連する言葉を口にしましょう（例：「野性」「勇敢」「自由」「自信」）。

STEP 2 体をいたわる

深く呼吸をしながら頭をゆっくりと左右に倒し、肩を後ろに回します。リラックスしてください。

STEP 3 心を解放する

狼の瞑想とビジュアライゼーション

1. 楽な姿勢で座り、目を閉じて静かにします。
2. 息を鼻からゆっくりと吸い、口から吐き出します。体の中に空気が流れていくのを感じてください。空気は鼻から入ってきて、喉を通り、お腹の奥へ届き、最後に口から出て行きます。
3. 呼吸の観察を続けます。じっとしたまま、意識を集中させてください。
4. 心が落ち着いてきたら、狼になった自分をイメージします。
5. 一度目を開けて、次のイメージトレーニングのステップを読んでください。再び目を閉じ、呼吸を観察します。気持ちが穏やかになったら始めましょう。

IMAGE TRAINING
イメージトレーニング

1. ひどい空腹感に襲われているところを思い描いてください。心底、ひもじい思いをしています。たったひとつ、その思いに突き動かされています。

あなたがこうした空腹感に襲われるのは、どんなときですか？

2. 凍える夜にたった一人で走っているところを思い描いてください。自分がどこにいるのか、どこへ向かっているのかはわかりませんが、それでも走り続けます。

あなたが以前このような状況に置かれたのは、どんなときでしたか？

3. 山の頂上へたどり着き、苦しい登山で血流が増加しているところを思い描いてください。勝ち誇ったように遠吠えをします。

あなたは今、どんな気持ちですか？

4. 冬に、食料を見つけたところを思い描いてください。食糧をたいらげると、穏やかな気持ちで横になります。

あなたが満腹感を味わい、
安らかな気持ちになるのはどんなときですか？

6. 手足の指を少しずつ動かし、意識を現実に戻していきます。
7. ゆっくりと目を開けます。

ウルフムーンの日記のトピック

ひとつ前のワークが終わったら、日記（または紙）とペンを用意し、次のトピックに答えてください。

1. 狼になったとき、どんな気分でしたか？　心地よいと感じましたか？
2. 狼のどんなところに憧れますか？　それらの要素を自分に取り入れることで、あなたの人生はどう変わりますか？

3. 狼のどんなところを怖いと感じますか？　それらの要素を自分に取り入れることで、あなたの人生はどう変わりますか？

4. P.27 のイメージトレーニング３の内容を振り返ってください。遠吠えをしたとき、どんな気持ちになりましたか？　次の質問に答えてみましょう。
   ・山頂での遠吠えこそが、あなたの**最大の真実**を表しています。それは何でしたか？
   ・山頂での遠吠えこそが、あなたの**最大の欲望**を表しています。それは何でしたか？
   ・山頂での遠吠えこそが、あなたの**最大の秘密**を表しています。それは何でしたか？

STEP 4　インテンションセッティングを行う

自分の内なる狼や野性に触れたら、次は明確なインテンションを設定しましょう。**引き寄せたいこと**に意識を向けます。それを書き出し、声に出して読み上げます。大声で吠えてもかまいません。

ウルフムーンのインテンションの例

「私は自分にとって何が一番か判断するうえで、自分の直感を信じられる」
「私は自分という人間を理解し、自分の意見を表明できる」

STEP 5　クロージング・セレモニー

リチュアルを締めくくるには温かい湯船に浸かるか、熱いシャワーを浴びましょう。

WOLF MOON CRYSTAL

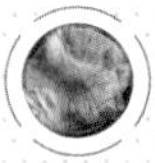

ラブラドライト
ウルフムーンのパワーストーン

ラブラドライトは光によって色が変化します。直感力を高め、内なる声に耳を傾けさせ、偽りの心をはねのける効果があります。さらに、スロートチャクラとサードアイチャクラを整えてくれます（チャクラについて P.144-145 で詳しく説明しています）。

スロートチャクラは自己表現能力を表しています。本当の気持ちをしっかりと伝えたいときは、遠吠えする狼を思い描いてください。この遠吠えこそが、最も解放されたコミュニケーションの形態です。

サードアイチャクラは眉間に位置し、直感力に結びついています。狼を突き動かすのが動物的本能であるように、あなたを突き動かすのはサードアイです。あなたには鋭い直感力と本能が生まれつき備わっていますが、それらに耳を傾けていますか？　ラブラドライトは、あなたが自分の直感や本能に従うためのサポートをしてくれます。

Waxing Crescent

三日月

この時期の目的は、インテンションを高めることです。そのためには種を植え、自分だけの庭をつくることにたっぷりの愛情を注ぎましょう。とはいえ、1月は屋外で植物を育てるのに適した季節ではないので、室内でおしゃれなガーデニングを楽しんでください。

インドアガーデンの植物とともに、あなたも成長する

用意するもの 底穴がある植木鉢／培養土／コテやスコップ／同じ環境で育つことができる、さまざまな植物の苗

1. ダイニングテーブルやキッチンカウンターなど、すぐに片付けられる場所に上記の道具を用意します。
2. コテやスコップを使って植木鉢に培養土を入れます。このとき、用意した苗を入れるスペースを残しておいてください。
3. 苗を一つひとつポットから取り出し、植木鉢に植え替えます。このとき、自分が素敵だと思う配置に並べ、大きく育っても大丈夫なように間隔を開けてください。ゆっくりと時間をかけて行い、創造力を働かせましょう。
4. 根が完全に隠れて苗が安定するよう、培養土を足します。
5. 水をまんべんなくあげます。水が浸透して培養土が落ち着いてきたら、さらに追加してください。
6. 家の中でインドアガーデンをつくるのに最適な場所を見つけます。あなたが育てようとしている植物の生育環境に必要な条件も考慮しましょう。直射日光を必要とする植物もあれば、陰になっていたほうが育ちやすい植物もあります。
7. インドアガーデンに水やりをするときは、植物とのつながりを意識しましょう。植物に注ぐ愛情は、自分自身に注ぐ愛情と同じです。植物が育っていくにつれて、インテンションの高まりを感じてください。

上弦の月

First Quarter

インテンションを引き寄せるために行動を起こす時期です。心と体を意識的に結びつけることは、重要なセルフケアの手段です。狼は本能のままに行動します。それと同じように、人間も本能と行動を結びつけられるはずです。体と動物的本能の結びつきは、あなたが自然な状態でどう振る舞うかを左右します。

本能のままに行動するには、体の動きに対する自意識を捨てる必要があります。このワークの途中で不快感を覚えたとしても、それはおかしなことではありません。その不快感は、あなたが心の壁を壊していることを示しているからです。自分の体の動きに意識を向け、ありのままを受け入れることで、あなたはより動物的本能と結びつき、インテンションを高めることができます。

ワイルドな動きをするワーク

1. 聴くと元気が出て、モチベーションが上がり、力が湧いてくる曲を選びます。
2. その曲をリピート再生します。曲をリピートすることで時間の制約をなくし、自分の内側から生まれてくるリズムと調和しやすくなるからです。
3. 曲に合わせて体を動かします。最初は小さな動きでかまいません（両手を叩いたり、床を踏み鳴らすなど）。次第に動きを大きくしていってください。
4. お腹まわり、両肩、腰の力を抜き、自由に動かします。
5. 体の勢いに任せて動きます。本能のままにジャンプしたり、しゃがんだり、くるくる回ったり、体を揺らしましょう。
6. 体がさまざまな動きのコンビネーションをつくり出していることに感謝します。
7. そのまま、流れるように、本能に身を任せ、ワイルドな動きを10分間続けます。
8. 動きをとめます。どんな気分になったか、書き出してください。元気が出ましたか？　楽しくなりましたか？　自由を感じましたか？　それとも、ワイルドな気分になりましたか？

十三夜の月

Waxing Gibbous

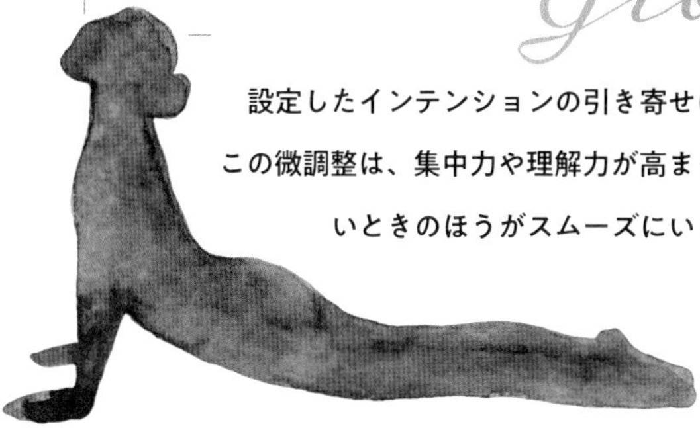

設定したインテンションの引き寄せに向けて、微調整を行う時期です。この微調整は、集中力や理解力が高まっていて、ストレスや不安が少ないときのほうがスムーズにいくでしょう。マインドセットを整えるにはヨガが効果的です。

遠吠えする狼のポーズ

このポーズをとると背骨が長くなり、胸が開き、両肩の力が抜け、背中が伸びます。

1. 居心地のいい場所を見つけます。必要に応じてヨガマットやタオルを用意してください。
2. 両手と両膝を床につき、四つん這いの体勢になります。両肩の真下に両手が、腰の真下に両膝がくるようにしてください。
3. 鼻から息を吸いながら、お尻の位置を後方にずらします。このとき、両腕をしっかりと伸ばしてください。お尻を両足のかかとに預け、額を床につけます。
4. 息を吐き出しながら、上体を前方に戻します。両肩の真下に腰を落とし、両手で床を押します。恥骨が床につき、両足は真後ろに伸びているはずです。両肩を後ろに引き、首を長くして前を向き、頭を後ろに傾けます。狼が月に向かって吠えているようなポーズになるでしょう。
5. 息を吸います。両肩の力を抜いて頭を下ろし、お尻を上げて四つん這いのポーズに戻ります。
6. これを5～10回繰り返します。それぞれのポーズは、自分が心地よいと感じる時間キープしてください。
7. 立ち上がり、両手を上に向かって伸ばします。頭をやわらかくした状態で、インテンションを引き寄せるために必要な微調整を考えてください。

満月のリチュアル

Full Moon Ritual

心の余裕をつくってインテンションを引き寄せるために、手放したいものに意識を向けます。

STEP 1 空間を整える

新月のリチュアルと同じ空間をつくり直しても、新しい空間をつくってもかまいません。野生らしさを演出しましょう（自然の要素を取り入れたり、炎がもつ野性的な力を求めてキャンドルに火を灯したり、夜の音が聞こえるように窓を開けるなど）。これまでのワークでラブラドライトを使ってきたのであれば、あなたと同じようにストーンもパワーを解放して再びチャージできるよう、浄化しましょう。満月の夜、屋外の安全な場所を見つけ、月の光の下にラブラドライトを置き（できれば地面と接触するようにして）、夜が明けたら朝日が昇る前に回収してください。このときに祈りを捧げる場合は、何かを手放すことに関連する言葉を口にしましょう（例：「自由」「空間」「解放」「守り」）。

STEP 2 体をいたわる

ハンドクリームを使って、心地よいハンドマッサージを行います。

STEP 3 心を解放する

改めてインテンションを確認し、現在の状況を把握する

心が落ち着く場所へ行ったら、楽な姿勢で座って瞑想します。5分間、一定のリズムで呼吸をしましょう。次に、新月のリチュアルで与えられた日記のトピックに対する自分の答えを読み返してください（P.27）。

深く呼吸をしたら、次のトピックに対する答えを日記に書き加えていきます。

1. 野性的に振る舞うことに慣れてきましたか？　あなたの体と動物的本能の結びつきは強まりましたか？　なぜそのように感じますか？

2. 憧れていたまたは怖いと感じていた狼の特性で、あなたの一部になり始めているものはありますか？　なぜそのように感じますか？
3. あなたの最大の真実に変化はありましたか？　なぜそのように感じますか？
4. あなたの最大の欲望は激しさを増しましたか？　なぜそのように感じますか？
5. あなたの最大の秘密を語る気になりましたか？　なぜそのように感じますか？

答え終わったら、それぞれの「理由」に下線を引いてください。

STEP 4 自分のためにならないものを手放す

月の光を浴びて内なる狼を解放するワーク

STEP3で下線を引いた「理由」こそが、あなたの奥底に眠る本能を呼び覚ますのを妨害しています。満月の力を借りて、本能を解放しましょう。

用意するもの ‖ 紙とペン／キューブアイス

1. 紙を１枚用意して、STEP3で下線を引いた箇所を書き出します。
2. 家の外へ出て、月の光に照らされている場所を見つけます。内なる狼のパワーを意識しながら、そこに穴を掘ってください。
3. 先ほどの紙を細かくちぎり、穴の中に入れたら、上から土をかけます。
4. 塞いだ穴の上にキューブアイスを乗せます。氷が溶けていく様子を眺めながら深く呼吸をし、あなたを妨害するあらゆるものが溶けていくのを思い描いてください。
5. 氷が溶け切ったら、本能が解放されたことを示すように、息を深く吐き出します。

STEP 5 クロージング・セレモニー

満月の光を浴びながら、ウルフムーンのアファメーションを声に出して言います。

「私は野性的で、自由で、勇敢。私が成功するために何をするべきか、私の魂がすべて知っている。私は勇気をもって生きていて、他人にも勇気を与えることができる」

息を吐き出します。息を吐き出す代わりに、月に向かって吠えてもかまいません。

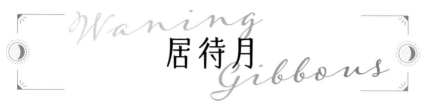

居待月
Waning Gibbous

感謝の気持ちを示す時期です。「感謝」とは、人生の恵みに気づき、それを受け入れることです。すでに現実となっている「よいこと」（たとえそれが「よくないこと」と表裏一体であっても）に気づけると、ポジティブなマインドセットが整い、あなたの気分、世界観、意識がよい方向に傾きます。

１年で最初の月の周期は、感謝のワークを始めるのに最適な時期です。今夜のエクササイズでは、１年間使い続けることができる感謝の日記を始めてみましょう。

感謝の日記を書く

用意するもの　罫線がついたノートまたは日記／お気に入りのペン／家の中（寝室など）の特別な場所

1. 日記を保管するための特別な場所を見つけます。すぐに手にとれる場所がよいでしょう。
2. １日の終わりに日記を開き、１行目に数字の「１」を書きます。
3. 数字の「１」の横に、自分が感謝していることを書き出します。なるべく詳しく、具体的に書いてください。感謝の気持ちを深めるため、次の質問に対する答えを考えてみましょう。今周期の初めに設定したインテンションから、あなたは何を得ましたか？
4. このワークをこれから毎晩行います。感謝の対象はどんなことでも、どんな人でもかまいません。１年が経った頃には、感謝リストの項目が365個に増えているはずです。さらに、その先もワークを続けていけば、いずれ長いリストができるでしょう！

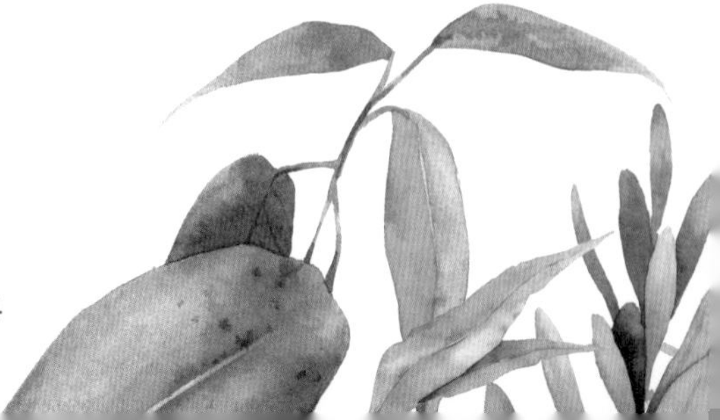

Third Quarter

下弦の月

月が影をまとい始め、自分が抱いている影を解放するべき時期です。インテンションを高める過程で、あなたが抱える障壁、恐怖、トラウマ、不安など、さまざまな感情が明るみに出たかもしれません。自分の中にある怒りやネガティブな感情を浄化しましょう。

心を安心させるエクササイズ

ネガティブな感情を解放するには、まず自分が安全で守られていると感じる環境をつくることが大切です。体と心のセルフケアを行って自分をいたわりましょう。

1. お気に入りの温かいドリンクを用意します。
2. できるだけリラックスします。部屋着やパジャマに着替え、毛布に身を包み、お気に入りの場所に腰をかけます。
3. ドリンクをゆっくりと口に含みます。体が内側から温まっていくのを感じましょう。あなたの中にある冷たい部分（怒り、悲しみ、トラウマなど）が溶けていく様子を思い描いてください。
4. 引き続き、温かいドリンクで心を落ち着かせ、自分が安全で守られていると感じていく様子に意識を向けます。一口飲むたびに*「私は安全で、守られている」*と声に出しましょう。
5. 安全だと感じられる状態をつくり出したら、今周期のインテンションを高める過程で発生したネガティブな物事を受け入れられるようになります。
6. ネガティブな物事を受け入れたら、ドリンクをもう一口飲んで*「私は安全で、守られている」*と再び声に出しましょう。
7. ネガティブな物事を受け入れるたびにこのプロセスを繰り返します。
8. 最後に、ドリンクを飲み切ったらこう言いましょう。*「私は強くて野性的。私は安全で守られていると感じる状態を自らつくり出すことができる」*

有明月

Waning Crescent

今回の月の周期では、内なる野性を呼び覚ます要素（直感、本能、行動、勇気、心の声）**と結びつく方法に触れてきました。感情に訴えるワークをこなしたあとは、狩りから戻ってきた狼のように次の新月に備えて休息をとるべきです。**

寝室を安らぎの空間にする

休息を大切にするには、パワーを回復させるための空間を大切にしなくてはなりません。あなたの寝室は安らぎ、静けさ、そして心地よさを与えてくれますか？

次で紹介する項目に注目し、快適な寝室づくりに時間を費やしましょう。

☑ **整理整頓**

散乱している物を整理し、不要な物を寄付し、寝室を広々と使いましょう。

☑ **心地よさ**

心地よい寝具に投資し、寝室の温度を16 ～ 19度に設定し、肌や喉が乾燥しやすい場合は加湿器を使いましょう。

☑ **眠りに導く**

遮光カーテンやアイマスクで光を遮断し、ホワイトノイズマシン（すべての周波数成分を同等に含む雑音「ホワイトノイズ」をつくり出す機械）で心地よい環境音をつくり出し、パソコンやスマートフォンなどのあらゆるデバイスをもち込まないようにします。ベッドに向いている鏡にはカバーをかけましょう。

☑ **魅力**

素敵な植物を購入しましょう（夜間に多くの酸素を出すサンセベリアや三日月のエクササイズでつくった寄せ植えなどがおすすめ）。植物は、自然の空気清浄機の役割を果たしてくれます。心を落ち着かせる効果があるエッセンシャルオイルをベッドサイドテーブルに置いておき、眠る前に枕に垂らします。照明は明るさを調節できるようにするか、絹のスカーフで覆って薄暗くしましょう。

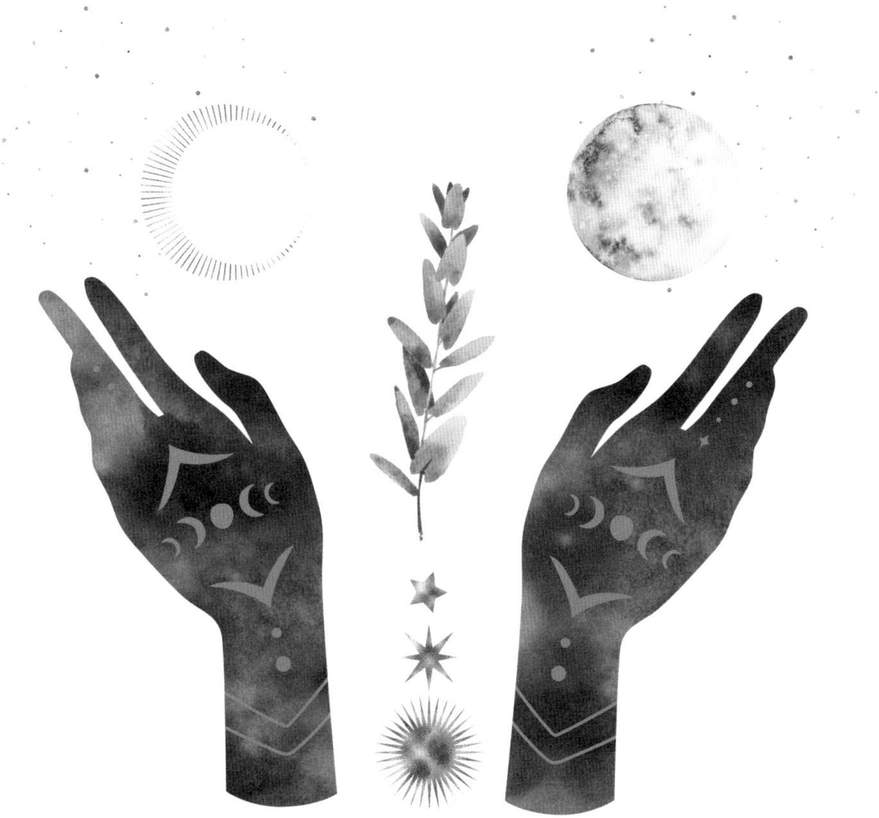

CHAPTER 2 | JANUARY • WOLF MOON

2月

FEBRUARY

Snow Moon

スノームーン

FEBRUARY THEME

2月のテーマ

「雪は木や野原が好きなのかしら。
だって、とても優しくキスするでしょう?
それに、白いかけぶとんでふんわりと包んであげているわ。
そのあと『さあ、いい子だからお眠りなさい、
また夏がやってくるまで』とでも言っているみたい」

ルイス・キャロル『鏡の国のアリス』
LEWIS CARROLL, *THROUGH THE LOOKING GLASS*

「スノームーン」の呼び名は、2月にやわらかい雪が降ることに由来しています。一面の雪景色は安らぎ、静けさ、平穏を感じさせてくれるでしょう。

雪は与えられた使命を忠実に果たします。地面に降り注ぎ、ただ自分らしくあるだけで、本来の目的を達成するのです。雪が積もると、まるで辺りの景色が消えてしまったかのように見えますが、実際には雪の下に隠れているだけです。雪が溶け、再び日の目を見るのを待っています。

この時期は、静かに思いふけることに時間を費やしてください。自分の内面に対する理解を深めましょう。あなたの心は鋭い洞察力をもっているので、その声に耳を傾けてください。生き急ぐのをやめ、「自分が何をするべきか」ではなく「自分がどうあるべきか」を大切にしましょう。

New Moon 新月のリチュアル Ritual

雪のテーマ（静けさ、安らぎ、自分らしくいることの心地よさ）に沿ったインテンションセッティングのリチュアルを行うことで、あなたは月の周期と調和できるようになるでしょう。

STEP 1 空間を整える

静けさと落ち着きのある空間をつくってください。静けさを演出するには、部屋の中にある物をテーブルクロスやベッドシーツで覆ったり、白い洋服を着て、空間を白一色にしたりするとよいでしょう。安らぎを演出するには、ラベンダーの香りがするキャンドルに火を灯すとよいでしょう。音のない空間をつくります。アメジスト（P.42）をもっている場合は、手にもっておくか、白い毛布の上に置いてください。リチュアルを始める前に祈りを捧げる場合は、雪から連想される言葉を口にしましょう（例：「静けさ」「純粋」「平穏」「白い光」）。

STEP 2 体をいたわる

顔全体に氷を当ててください。気分がすっきりするでしょう。

STEP 3 心を解放する

バイノーラルビート＋雪のビジュアライゼーション

静寂を感じたいと思ったら、異なる周波数の音を左右の耳に流します。そうすると、2つの周波数の差分が脳に刻まれます。これが「バイノーラルビート」です。バイノーラルビートは、瞑想中の心の状態をつくり出してくれます。

シータ波とアルファ波のバイノーラルビートを使い分けるとよいでしょう。瞑想中の脳はシータ波を発し、リラックスしているときの脳はアルファ波を発します。

用意するもの　ヘッドホンとスマートフォン／
バイノーラルビート（ウェブサイト上で検索してください）

1. 居心地のよい場所を見つけたら、そこに座ります。
2. ヘッドホンをつけてバイノーラルビートを再生します。
3. 目を閉じ、ゆっくりと呼吸をしながらビートに耳を傾けます。
4. ビジュアライゼーションを始めます。

VISUALIZATION
雪のビジュアライゼーション

あなたの前に、一面の美しい雪景色が広がっています。そこは雪がしんしんと降っています。深くリラックスし、安らぎを味わってください。自分が雪の結晶になったところを思い描いてください。あなたは空高くから、大地へ向かってゆっくりと降っています。そして、静かに着地する自信があります。あなたの目的は「ただ自分らしくあること」、つまり空から降り注ぐことです。雪が積もった大地にゆっくりと着地するのを感じ、息を吐き出しましょう。

5. 目を開けます。

スノームーンに書く日記のお題

ひとつ前のワークが終わったら、日記（または紙）とペンを用意して、次のトピックに答えてください。

1. 一面の雪景色を前にしたとき、どんな気分でしたか？
2. 雪の結晶になったとき、どんな気分でしたか？
3. たった一人で1日を過ごすことを心地よいと感じますか？
4. あなたは「自分が何をするべきか」ではなく「自分がどうあるべきか」を大切にする必要がありますが、実際にはどれくらいの時間をそれぞれに費やしていますか？　今の時間の使い方に満足していますか？

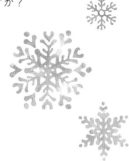

STEP 4　インテンションセッティングを行う

静寂をつくるための取り組みを始めたら、次は明確なインテンションを設定しましょう。**引き寄せたいこと**に意識を向けます。その内容をはっきりと思い描き、書き出し、声に出して読み上げます。降り注ぐ雪のように優しくささやいてもよいでしょう。

スノームーンのインテンションの例

「私は静かに思いふける時間を楽しんでいて、心の声に耳を傾けている」
「私は自分らしくいれば十分素敵」

STEP 5　クロージング・セレモニー

ほんのりと刺激があるドリンクを飲みましょう。ペパーミントティーがおすすめです。ティーバッグや新鮮なミントの葉にお湯を注いだら２分間蒸らします。

SNOW MOON CRYSTAL

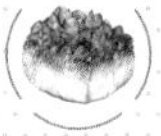

アメジスト

スノームーンのパワーストーン

アメジストはとても美しいストーンです。紫色をしていて、さまざまな濃淡のものがあります。このパワーストーンには落ち着いた環境をつくり、思考をクリアにし、あなたを内なる声と調和させる効果があります。また、直感力や知恵に結びついているサードアイチャクラや現実世界にいながらもスピリチュアルな意識とつながれるクラウンチャクラを整えてくれます。

クラウンチャクラを象徴する色はバイオレットであり、同じく紫色をしているアメジストは悟りを開く力を与えてくれます。あなたは本当の自分、つまりは自分の直感や心の奥底、内なる気づきを理解していますか？アメジストは、これらの理解を深めてくれます。

アメジストの力を引き出すには枕の下に忍ばせておいたり、リチュアルや瞑想を行う場所に置いておいたり、サードアイチャクラやクラウンチャクラの近くに身につけるとよいでしょう。

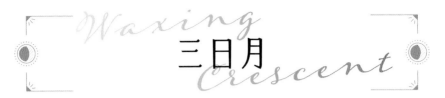

Waxing Crescent 三日月

雪が降り積もっているからといって、雪に覆われた生命が眠っているわけではありません。春がきたら再び芽を出せるよう、土の奥深くで頑張っている植物もたくさんあります。こうした植物は、意識的に静かな時間を過ごしながら成長を遂げているあなたを象徴しているかのようです。

次のエクササイズは、植物との結びつきを実感させてくれます。また、いざ芽が出るまでは、美しい種が土の中に潜んでいたという事実に気づかないこともあるのだと思い出させてくれます。もしかすると、あなたも自分の成長に気づいていないだけかもしれません。いつか芽が出たときに驚くことでしょう。

雪の花を植える

用意するもの　10 ～ 15 センチほどの深さがある大きな植木鉢／培養土／白花水仙の球根

1. 植木鉢に培養土を入れます。
2. １センチ以上の間隔を空けながら球根を植えたら、土で覆います。
3. 水をまんべんなくあげます。
4. 直射日光が当たらない場所に植木鉢を置きます。
5. 土が乾いてきたら再び水をあげます。
6. 約２週間が経ち、白花水仙の高さが８～ 13 センチほどになったら、植木鉢を日当たりのよい窓辺に移動させます。
7. 引き続き、土が乾いてきたら水をあげます。
8. 約３～５週間が経つと、白花水仙が花を咲かせます。花が咲いたら、自分が今周期中にどんな成長を遂げたか、じっくりと考えてみましょう。

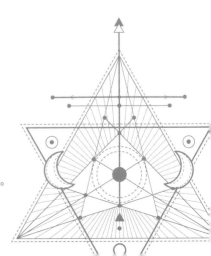

上弦の月

First Quarter

インテンションを達成できるかどうかは、あなたが自分の決断に自信をもてるかどうかにかかっています。次で紹介するペンデュラム（振り子）のエクササイズを行えば、あなたは自分の決断に自信をもてるようになるでしょう。

ペンデュラムとは、紐やチェーンに三角形のおもり（クリスタル製が多い）がつながれた振り子で、「はい」「いいえ」で答えられる質問をするときに使われます。今回のエクササイズで使うペンデュラムは購入してもよいですし、自作してもかまいません。

インテンションを高めるペンデュラムのワーク

用意するもの ‖ ペンデュラム／紙や日記／ペン

1. インテンションの向上に関連する「はい」「いいえ」で答えられる質問をいくつか用意します。

   例 ‖ 設定したインテンションが「私は一人で静かに思いふける時間を楽しんでいる」であれば、ここでの質問は「瞑想するための空間を整えるべきだろうか？」としてもよいでしょう。

2. 深く呼吸をし、ペンデュラムを体の正面にかざします。質問に対する答えが「はい」の場合はどう動くのかペンデュラムに尋ね、ペンデュラムが動き始めたらその動きを覚えておきましょう。同じように「いいえ」を示す動きも確認しておきます。
3. 再びペンデュラムをもち、用意した質問にひとつずつ意識を向け、声に出して読み上げてください。ペンデュラムが示す答えを書きとめます。
4. ペンデュラムは、あなたの潜在意識に反応して動くものだと考えられています。ペンデュラムの反応について、あなたはどう思いましたか？　意外だと感じた反応はありますか？　なぜ意外だと感じましたか？

Waxing Gibbous

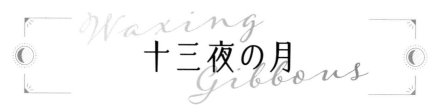

十三夜の月

スノームーンは、直感力と深い意識に結びついています。

直感力を高めてくれるのはサードアイチャクラです。「内なる目」とも呼ばれ、眉間に位置します。色はインディゴに象徴されます。サードアイチャクラが開いていると直感力や創造力が高まり、頭が冴えてきます。反対に閉じていると決断力が鈍り、共感力がなくなり、頭痛が起こり、悪夢にうなされます。

クラウンチャクラは頭頂部に位置し、あなたを深い意識や生きる目的と結びつけてくれます。色はバイオレットに象徴されます。クラウンチャクラが開いていると内側からも外側からも美しくなり、魂が導かれているように感じます。クラウンチャクラが整っていないと睡眠障害、孤独感、気分の落ち込みに悩まされるかもしれません。

サードアイチャクラとクラウンチャクラを開くエクササイズ

1. 静かで居心地のよい場所を見つけたら、座るか横たわります。
2. 目を閉じ、ゆっくりと深い呼吸をします。
3. 眉間に意識を集中させてください。眉間のチャクラがインディゴ色に明るく光っている様子を思い描きます。呼吸をするたびに光の大きさ、明るさ、強さが増していきます。次に、その光が体の中を勢いよく駆け巡っていく様子を思い描きます。
4. 頭頂部に意識を移します。頭頂部のチャクラがバイオレット色に明るく光っている様子を思い描きます。呼吸をするたびに光の大きさ、明るさ、強さが増していきます。次に、その光が体の中を勢いよく駆け巡っていく様子を思い描きます。
5. 音を立てながら息を吐き出します。ゆっくりと目を開けてください。自分の直感や深い意識と結びついたはずです。インテンションを達成するために何らかの調整を行うよう導かれた気はしますか？

満月のリチュアル

Full Moon Ritual

心の余裕をつくってインテンションを引き寄せるために、手放したいものに意識を向けます。

STEP 1 空間を整える

新月のリチュアルでつくった空間を再活用しても、まったく新しい空間をつくってもかまいません。静けさと安らぎを演出してください。これまでのワークでアメジストを使ってきたのであれば、このタイミングで浄化しましょう。屋外の安全な場所に一晩置き、翌朝回収します。このときに祈りを捧げる場合は、静寂を感じられる言葉を口にしましょう（例：「安らぎ」「明瞭」「知恵」「集中」）。

STEP 2 体をいたわる

コップいっぱいに氷を入れ、水を注ぎます。水を飲んだら、体の熱が冷めていく感覚を味わってください。氷はコップに入れたまま捨てずに取っておきます。

STEP 3 心を解放する

自分の直感との結びつきを強めるには、直感に従いながら何かを創造する能力を育みましょう。

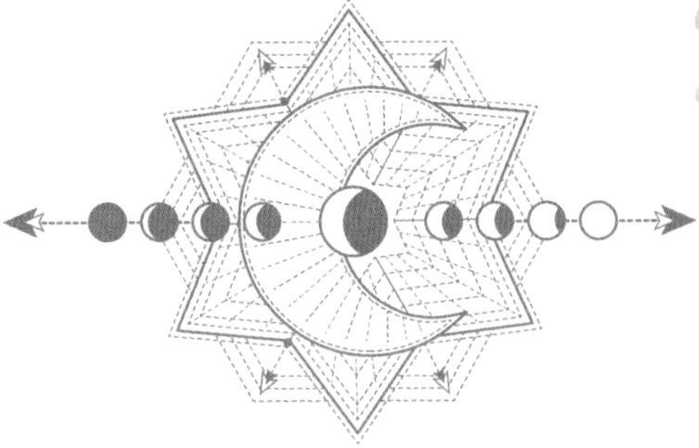

雪の結晶の切り絵をつくるワーク

用意するもの ‖ 折り紙やA4サイズの白い紙を５枚／はさみ

1. 折り紙の場合は三角形に折ります。A4用紙の場合は、短いほうの辺を長いほうの辺に合わせて折ります。紙が重なっていない、不要な部分を切り取ってください。
2. もう一度半分に折り、さらに小さい三角形をつくります。
3. ３つの角のうち、一番角度が大きい角を自分に向けます。右端が三角形が中央よりも左側にくるよう、右側３分の１を折り込みます。左側も同じように折り込みます。
4. 三角形になるよう、上部の不要な部分を切り取ります。
5. 紙が折りたたまれた状態で、端をランダムに切り取ります。
6. 紙を開いたら雪の結晶が完成します。
7. 残りの４枚も同じようにし、それぞれ形の違う雪の結晶を５つつくります。

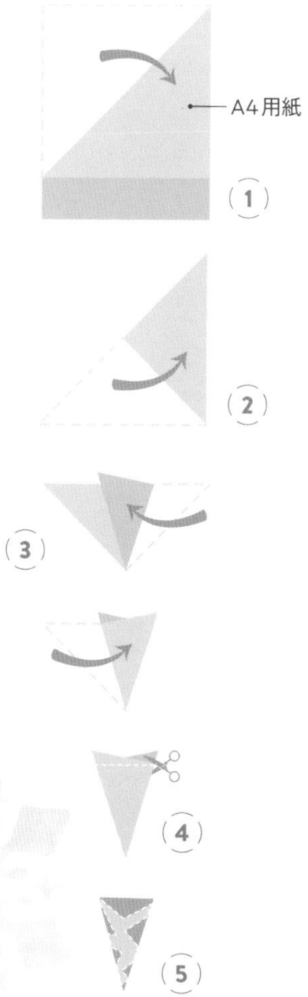

STEP 4 自分のためにならないものを手放す

何かを手放したいと思ったら、手放したいものと対照的なものをリチュアルに取り入れるとよいでしょう。たとえば、スノームーンのリチュアルには「炎」を取り入れることで、あなたの心を冷たくしている何かを手放せるようになります。

雪を燃やして手放すワーク

用意するもの ステップ3で作成した雪の結晶／ペン／火気を安全に使用できる場所

1. 自分にこう問いかけてみましょう。*「私から平穏や静寂を奪っているのは何（あるいは誰）だろうか？」*
2. 答えを5つ思いついたら、一つひとつを雪の結晶に書いていきます。
3. 安全な場所で火を焚きます（例：暖炉）。
4. 雪の結晶をひとつ手にとります。書いてあることを読み上げたら、そのまま*「……が私から平穏や静寂を奪うことはもう絶対にない」*と続けてください。
(例:雪の結晶に「仕事」と書いた場合は、「仕事が私から平穏や静寂を奪うことはもう絶対にない」と唱えます)
5. 雪の結晶を燃やします。
6. 手放したかったものが煙とともに消えていく様子を思い描きます。あなたは手放すことに成功したのです。
7. 残り4つの雪の結晶を同じように燃やします。
8. 声に出してこう言いましょう。*「私は自分のために平穏で、落ち着いていて、静かな環境をつくっている」*

STEP 5 クロージング・セレモニー

ステップ2で使ったコップに注目します。中の氷に変化は見られますか？　氷はただ自分らしくそこにいただけで、環境が変わるとともに水へと変化したでしょう。これが今周期の教訓です。つまり、あなたが**何をするかが重要なのではありません。大切なのはあなたがただ自分らしくいること**、そして**訪れる変化に身を任せること**です。

スノームーンのアファメーションを声に出し、その内容についてじっくりと考えてください。*「私は平穏かつ静寂な環境を自らつくり出している。私は自分自身や内なる気づきと静かに向き合うことを楽しんでいる。私は自分の心を信じていて、心の声に耳を傾けている。私は自分らしくいれば十分素敵」*

Waning Gibbous 居待月

このフェーズの目的は感謝の気持ちを抱き、分け与え、恩返しをすることです。多くのワークは愛情を自分自身に注ぐことをテーマにしていますが、次のワークは愛情を他者にも分け与えることが健全かつ必要であるのだと示しています。

感謝の手紙を書く

用意するもの ‖ 紙／ペン／便箋／封筒／切手

1. あなたが感謝している人物を思い浮かべます。
2. 深い呼吸をして目を閉じます。先ほど思い浮かべた人物があなたのそばにいるのを思い描いてください。その人はあなたをどんな気持ちにしてくれますか？
3. 目を開けます。その人に対する気持ちを忘れないうちに、相手に感謝していること、または相手の好きなところをすべて紙にメモしてください。
4. 便箋を取り出して、感謝の手紙を書きます。先ほどメモした内容について感謝しましょう。その人がとても大事に思われていて、慕われていることを本人に伝えてください。
5. 封筒を取り出し、相手の住所を書きます。住所を書きながら、手紙につづった感謝の気持ちが送り先の自宅に届き、相手を包み込む様子を思い描いてください。きっと感謝の手紙が突然届いて喜んでいることでしょう。
6. 手紙に切手を貼ってポストに投函します。
7. 自分にこう問いかけてみましょう。*「じっくりと感謝の心に向き合うと、どんな気持ちになるだろうか？」*その答えをじっくりと考えてください。

Third Quarter

下弦の月

安心できる場所をつくることで、あなたはネガティブな感情を手放し、インテンション達成の足かせとなっているものを取り除けるようになります。

あなたを守ってくれる空間

雪の結晶は一つひとつ形が違いますが、どれも六角形であることに変わりありません。ここでは、雪の結晶の形から着想を得て、あなたを守ってくれる空間をつくります。これが後ほどネガティブな感情を手放し、足かせを外すことにつながります。

1. 静かな場所に立ったら、自分が見えない円で囲われているイメージをします。
2. 正面、それから真後ろを指差します。これで円上に２つの点が置かれました。
3. 次は右斜め前、右斜め後ろ、左斜め前、左斜め後ろをそれぞれ指差し、さらに４つの点をイメージします。これで６つの点が等間隔で置かれました。
4. 指を使って６つの点をすべてつなげ、自分のまわりに六角形をつくります。あなたは中心でまわりながら、点と点をつなげる線を「描いて」います。線を描くたびに、こう言いましょう。*「私はこの空間で守られている。降り積もる雪のように穏やかな気持ちだ」*

降っては溶ける雪のビジュアライゼーション

1. あなたを守ってくれる空間ができたら、そのまま目を閉じ、深く呼吸をします。今周期、あなたがしがみついていたものが何であったかを考えてください。
2. ネガティブな考えや感情が湧いてきたら、それが雪となり、空から降ってくる様子を思い描きます。雪は地面に落ち、そのまま溶けていきます。そうしたら、声に出してこう言いましょう。*「私の人生で起こるネガティブなことは、すべて溶けてなくなる」*
3. ネガティブな考えが湧くたびに、雪のビジュアライゼーションを行ってください。

Waning Crescent

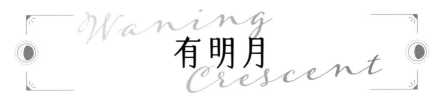

有明月

ここまで、あなたはインテンションを高めるためにエネルギーを注いできました。今周期を締めくくり、次の周期に備えるために、そろそろリフレッシュしましょう。

あなたは落ち着いた時間を過ごし、静かに自分と向き合ってきました。しかし雪が溶けて新しい季節が始まる今、あなたも前に進むべきです。「女神のバスタイム」で冷えた心と体を温めましょう。

女神のバスタイム

自分自身を女神のように崇めるバスタイムです。意識的に、心を込めて、自分のために準備を整えます。少なくとも1時間は費やして、心地よく、贅沢なバスタイムにしましょう。準備が整ったら癒やしの空間に身を浸し、心と体を浄化しましょう。

女神のバスタイムには、さまざまなアイテムが使えます。次で紹介するアイテムのうち、気になるものがあれば自由に取り入れてください。

ITEMS FOR GODDESS BATH
おすすめのバスアイテム

- パワーストーン
- クリーンバーン燃焼のキャンドル
- バスオイル
- バスボム
- バブルバス
- バスソルト
- フラワーアレンジメント
- 花びら
- 着心地のよいバスローブ
- ヘアタオル
- ふわふわのタオル
- 心地よい音楽
- 心を動かす画像や芸術作品
- エッセンシャルオイル
- 美容グッズ（スクラブ、フェイスマスク、ホットオイルなど）

準備が整ったら、ゆっくりと湯船に浸かってください。温かいお湯が体の緊張をほぐし、癒やしてくれます。あなたを包み込んでいる美しいエネルギーを吸収しましょう。バスタイムを終了するときは、体を冷たい水で洗い流し、ふわふわのタオルで拭き、ボディローションやボディオイルで保湿します。

3月

MARCH

Sap Moon

サップムーン

MARCH THEME

3月のテーマ

「自分自身と親友になれば、
人生はもっと楽になるわ」

ダイアン・フォン・ファステンバーグ
DAINE VON FURSTENBERG

3月は雪解けが始まる季節です。寒さが和らぐと木から樹液（サップ）が発生して流れ出ることから、サップムーンと名がつきました。

冬の間、樹液は溶けるのを待っています。私たちの人生でも同じようなことがあるでしょう。どんなに苦しい時期でも、あなたの中にはとめどない愛が潜んでいます。あなたはその凍っていた愛を溶かし、解放すればよいのです。

今周期は自分を愛することで、自分をいたわりましょう。あなたはセルフケアを重んじ、自分の中に潜んでいた愛を解放するよう導かれています。

新月のリチュアル
New Moon Ritual

新月のリチュアルは今周期のテーマ（自己受容、セルフケア、自己愛）**に沿って、「今のあなた」と「あなたのインテンション」のギャップを埋めてくれます。**

STEP 1　空間を整える

ぬくもりや自己愛をテーマにした空間づくりを行いましょう。ぬくもりを演出するにはメープル、シナモン、バニラなどの香りがするキャンドルを焚いてください。愛情あふれる環境をつくるには心地よい椅子や毛布を用意しましょう。ローズクォーツ（P.56）をもっている場合は膝の上に乗せたり、胸の近くに身につけたりします。祈りを捧げる場合は、自己愛を連想させる言葉を口にしましょう（例:「無償」「真の」「愛情あふれる」「優しさ」）。

STEP 2　体をいたわる

フェイスタオルや手ぬぐいを温水に浸したら、顔や手を優しく洗います。心が落ち着いてくるでしょう。

STEP 3　心を解放する

自己愛のアファメーションワーク

アファメーションとは、ネガティブな思考パターンを置き換える前向きな発言です（紙に書いても、声に出してもかまいません）。ネガティブな思考を断ち切るには、まずはその思考を認識する必要があります。

用意するもの ‖ 紙切れとペン／黒いマジックペン

1. 居心地のよい場所で座ります。
2. 目を閉じます。深く呼吸をし、リラックスしてください。
3. 目を開けます。紙を縦半分に折ってください。

4. 半分に折った紙を開くと、１枚の紙が左右に２分割されています。
5. 左側には、自分の嫌いなところを書き出していきます。気が滅入る作業かもしれないので、必要に応じて休憩をはさんでください。
6. 右側には、左側に書いたことと正反対のことを書きます。

例 ‖ 左側に「自分の外見が嫌い」と書いたのであれば、右側には「私はとても美しい」と書くとよいでしょう。

7. 黒いマジックで線を引いて左側に書いたことを消していき、右側に書いたことを声に出して読み上げていきます。これがあなたのアファメーションになります。

サップムーンに書く日記のお題

ひとつ前のワークが終わったら、日記（または紙）とペンを用意し、次のトピックに答えてください。

1. 自分の嫌いなところを書き出したとき、どんな気持ちになりましたか？
2. 自分の嫌いなところと反対のことを書いたとき、どんな気持ちになりましたか？
3. 自分の嫌いなところをマジックで消していったとき、どんな気持ちになりましたか？
4. 前向きなアファメーションを声に出して読み上げたとき、どんな気持ちになりましたか？
5. 自分のことをどう思っていますか？　無条件に愛していますか？

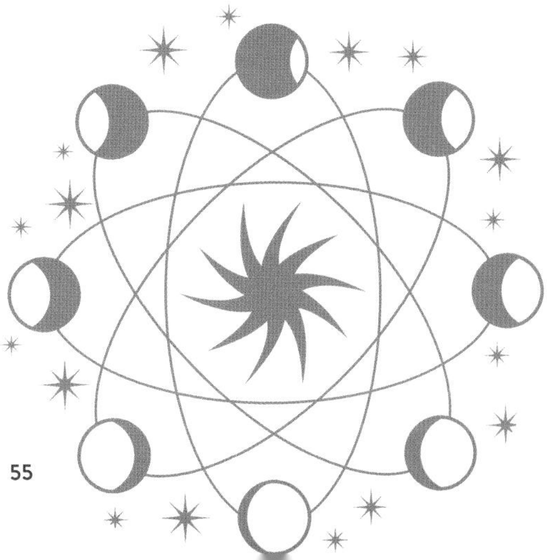

STEP 4　インテンションセッティングを行う

自分を愛するための一歩を踏み出したら、明確なインテンションを設定しましょう。**引き寄せたいこと**に意識を向けます。それを書き出し、声に出して読み上げます。自分をギュッと抱きしめながら、大声で叫んでもよいでしょう。

サップムーンのインテンションの例

「私は自分自身ととても良好な関係性を築き、自分が必要だと感じるものを自分に与えている」
「私は自分を無条件に愛し、大切にしている」

STEP 5　クロージング・セレモニー

顔に使えるオイルを数滴とり、両手のひらでじんわりと温めます。息を吐き出しながら、優しく押さえるようにして顔になじませてください。

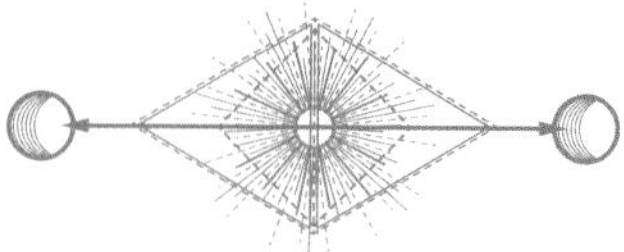

SAP MOON CRYSTAL

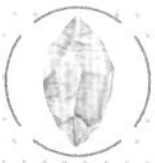

ローズクォーツ

サップムーンのパワーストーン

ローズクォーツは繊細なきらめきを放つ、薄いピンク色のストーンです。このストーンにはあらゆる愛を育む効果があるので、自己愛を高めるワークで力を貸してくれるでしょう。さらには、愛し愛される能力と結びついているハートチャクラを整えてくれます。

あなたは本当の意味で自分を受け入れ、愛することができていますか？　ローズクォーツは無条件の愛に対する理解を深め、自分自身に無条件の愛を注げるよう、あなたを後押ししてくれます。

このストーンの力を引き出すには、ベッドサイドテーブルやモーニングルーティンを行う空間に置いておくとよいでしょう。１日の始まりにパワーストーンとの絆を深めたら、その日は自分を愛し、受け入れる心を１日中キープすることができます。

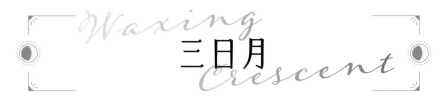

三日月

Waxing Crescent

設定したインテンションの達成に向けて取り組みを始めます。1日の始まりにセルフケアを行うことは、自己愛を育む方法のひとつです。たとえば、1日の始まりを過ごす空間を美しく整えるとよいでしょう。

いくつかのモーニングルーティン（顔を洗ったり、歯を磨いたり、シャワーを浴びるなど）が行われるバスルームを、自己愛を育むのにぴったりな空間に整えてください。こうした空間をつくるには、さまざまな観葉植物を飾るのがおすすめです。

観葉植物でつくる安らぎの空間

次で紹介する観葉植物は高温多湿に強いため、バスルームでの生育に適しています。いくつでもかまいませんので、セルフケアに取り入れてください。

観葉植物の飾り方としては、洗面台、窓辺、浴室内に設置された棚、トイレの洗面台などにひとつまたは複数の植物を置くとよいでしょう。天井から吊せる観葉植物もあります。

観葉植物を選ぶときは、どんな容器に入れるかも重要なポイントです。インテリアに合った植木鉢やカゴを選ぶようにしましょう。

PLANTS THAT THRIVE IN A BATHROOM
バスルームでの生育に適した観葉植物

- アグラオネマ
- シダ
- クロトン
- オーキッド
- ミリオンバンブー
- ポトス
- モンステラ
- ハートリーフフィロデンドロン
- エアプランツ

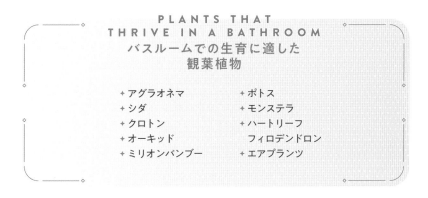

上弦の月

First Quarter

決断力や計画性はインテンションを高めてくれるため、このフェーズにおける重要な要素となっています。自分を愛するには、すでに自分が自分のどんなところを好きなのか知っておくことが大切です。

自分へのラブレターを書く

用意するもの ‖ ペン／紙切れを２枚

1. 居心地がよく、文字を書くことができる場所を見つけたら、そこに座ります。何度か呼吸をして心を落ち着かせます。
2. １枚目の紙を取り出したら、左側に１から10の数字を書いていきます。
3. あなたのことを愛してくれる人物を思い浮かべましょう。友達でも、家族でも、同僚でも、パートナーでも、ペットでも、植物でもかまいません。相手があなたの正面に座っているところを思い描きます。想像の中の相手に対して、あなたの好きなところを10個尋ねてみましょう。その答えをすべてメモしていきます。
4. ２枚目の紙を取り出します。***先ほどメモした10個の項目をすべて***盛り込みながら、自分への手紙を書きましょう。手紙の最後には*「あなたのことを無条件に愛し続ける、私より」*と書き添えてください。
5. その手紙をスマートフォンで撮影したら、現物はいつでも取り出せる場所にしまっておきます。自分の素敵なところを思い出したくなったら、スマートフォンで画像を開いたり、現物を取り出して手紙を読み返してください。

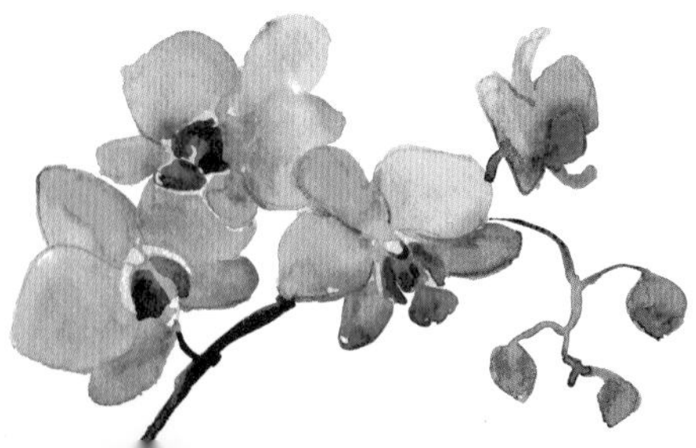

Waxing Gibbous

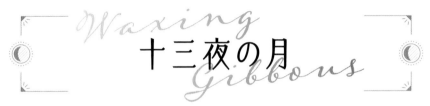

十三夜の月

これまでの行動を振り返り、インテンションを引き寄せるために必要な軌道修正を行うのに最適な時期です。遠出しなくても、穏やかかつストレスのない環境に身を置いて行動を振り返ることは可能です。少し手を加えるだけで、自宅が素敵なホテルのような空間になり、おうちにいながら気分転換ができます。

おうちでのステイケーション

おうちにいながらホテルステイ気分を味わう方法を紹介します。

- メイクを落とし、着心地のよいバスローブに身を包み、楽なスリッパを履く
- 洗いたてのシーツでベッドを整える。すべての角をピシッと合わせ、シーツのしわを伸ばす
- 新鮮な花でつくったフラワーアレンジメントを飾る
- ルームスプレーやエッセンシャルオイルで上品な香りを漂わせる
- 静かなアンビエントミュージック（「環境音楽」とも呼ばれ、集中して聴かれることを目的としない音楽）を流す
- ピッチャーでつくったレモン水を素敵なグラスに注ぐ
- 手が届く場所に優雅でやわらかい毛布を置く
- おしゃれなチョコレートをお皿に載せる
- アメニティをアップグレードする。上質なボディソープ、シャンプー、コンディショナー、ボディローションに投資する

空間が整ったら、誰にも邪魔されない時間を設けてください。スマートフォンの電源を切り、バスローブ姿で濃厚なスイーツを口にします。ルームサービスをイメージするとよいでしょう。バケーションのマインドセットをして、インテンションを実現するためにこれまでと違うやり方がないか考えてみます。

Full Moon Ritual

満月のリチュアル

心の余裕をつくってインテンションを引き寄せるために、手放したいものに意識を向けます。

STEP 1 空間を整える

新月のリチュアルと同じ空間をつくり直しても、その空間に手を加えてもかまいません。自分が愛されていると感じられるものを取り入れてください。たとえば自分へのラブレターを飾ったり、お気に入りの服を着たり、部屋にハートのモチーフを飾るなど。これまでのワークでローズクォーツを使ってきたのであれば、浄化しましょう。ローズクォーツを月の光の下に、地面と接触するように置き、翌朝回収します。このときに祈りを捧げる場合は、何かを手放して自己愛を育むことに関連する言葉を口にしましょう（例：「受容」「無償」「心を開く」「つながり」）。

STEP 2 体をいたわる

バニラのフレーバーティーやチャイなど、気持ちが安らぐお茶を淹れましょう。

STEP 3 心を解放する

「私は手放すことができる」と自信をもつには、自分を肯定することで自分を信じ、愛しましょう。今周期の初めに行ったアファメーションの言葉が効果的です。

アファメーションステーションをつくる

用意するもの 新月のリチュアルで書き出したアファメーション（P.54）／付箋を10枚または小さな四角い紙切れ10枚とセロハンテープ／ペン

1. 10個のアファメーションを付箋または紙切れにひとつずつ書いていきます。
2. 毎朝使っている鏡に**1**の付箋または紙切れをまず一枚鏡に貼ります。鏡に映る自分の姿を愛情たっぷりに眺めながら、アファメーションを声に出して読み上げ、残り９個のアファメーションも同じように貼って読み上げます。

3. すべて鏡に貼ったままにして、今周期が終わるまで毎朝読み上げます。

STEP 4　自分のためにならないものを手放す

愛と信頼にあふれる空間が完成したら、あなたはインテンション達成の足かせとなっているものを手放す準備ができているということです。

流れるがままに手放すエクササイズ

1. 静かで居心地のよい場所を見つけたら、座るか横たわります。
2. 目を閉じたら、手放すことを示すように両手のひらを上に向けます。
3. 深く呼吸をします。空気が体の中に入ってき、流れ、出て行く様子を観察します。心が落ち着くまで続けてください。次に、ビジュアライゼーションを行います。

VISUALIZATION
手放すビジュアライゼーション

自分が一本の木になったところを思い描いてください。あなたは一見すると屈強な存在ですが、実際には、あなたを苦しめているあらゆる痛み、トラウマ、足かせが木の中の温かい樹液に閉じ込められています。苦しみを解放するべく、あなたは優しく叩かれ、その拍子に樹液がゆっくりと流れ出ていきます。閉じ込められていたあなたの苦しみがひとつ残らず消えてなくなるのを感じてください。

4. 目を開けます。*「私の中に苦しみは残っていない。すべて流れるがままに手放した」*と声に出して言ったら、深く息を吐き出します。

STEP 5　クロージング・セレモニー

満月の光を浴びながら、サップムーンのアファメーションを声に出して言います。
「私は自分を無条件に愛している。自分が必要だと感じるものやセルフケアのワークは自分に対する愛情表現の手段で私には愛される資格があるから」
息を吐き出します。アファメーションを唱えるとき、胸に手を当てながら行ってもよいでしょう。

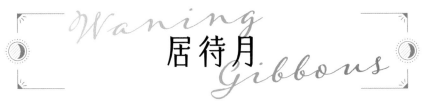

Waning Gibbous 居待月

このフェーズでは感謝の気持ちを抱き、今周期中に自分が何を得たかを改めて考えてみましょう。おそらく、あなたは日頃から他人に対して感謝の気持ちを抱いていることでしょう。その一方で、自分への感謝を忘れていませんか？

感謝のアファメーション

用意するもの ‖ サンキューカードとペン

1. 居心地のよい場所を見つけたら、そこに座ります。
2. カードの上部に「(自分の名前）へ」と書きます。その下に*「あなたに感謝したいことがたくさんあるので、手紙を書くことにしました。たとえば……」*と書き始めます。
3. 書き終えたら、目を閉じ、一定のリズムで深い呼吸をします。心が安らぎ、落ち着いたら目を開けます。
4. 意識が「今、この瞬間」に戻ったところで、自分にこう問いかけてみましょう。*「今周期、私が自分に対する愛情表現としてしたことは何だろう？」*
5. 思い浮かんだ答えをすべてカードに書きます。次の例も参考にしてください。
   - 温かいシャワーを浴びて体を清潔に保ち、ケアした
   - 美味しくて栄養のある食事をつくったり買ったりした
   - 外へ出て運動をしたり自然を感じたりした
   - アファメーションをたくさん考えた
   - 心地よい洋服を着た
   - 休んだりリラックスしたりするための時間をとった
6. カードの最後に*「心からの感謝を込めて、私より」*と一言添えて署名します。このカードは大切にしまっておき、自分に対する感謝の気持ちを思い出したくなったらいつでも読み返してください。

Third Quarter

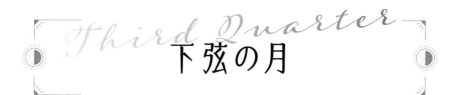

下弦の月

設定したインテンションを達成するには、ハートチャクラを開いて自分を愛せるようになりましょう。

ハートチャクラは心臓の位置にあります。このチャクラが乱れてたり閉じたりしていると、あなたは拒絶されたと感じたり、思いやりがなくなったり、愛情に対して嫌悪感を抱いたり、愛情を受け取れなくなるかもしれません。反対にチャクラが開いていると、愛情を素直に与えたり受け取れるようになります。チャクラを開いたままにするには、あなたを苦しめるネガティブな思考をすべて手放してください。

ハートチャクラを開く

用意するもの ‖ ペン

1. 両手のひらの中心にハートを描き、*「愛は究極の手放す行為」*と言います。
2. 静かな場所を見つけたら、あぐらをかいて床に座ります。両手のひらを広げ、左右の膝の上に乗せます。このとき手のひらを上にし、胸に向けてください。
3. 目を閉じてゆっくりと呼吸をします。「今、この瞬間」に意識を向けながらリラックスしてください。
4. 心臓が明るくて白い光を放っている様子を思い描きます。光が徐々に大きくなっていくのを感じましょう。想像の中の光は心臓から両腕へと移動し、両手のひらに描かれたハートを突き抜けて空を射します。
5. *「愛は究極の手放す行為。私は自分を愛していて、ネガティブなものはすべて心から追い出している」*と言います。
6. 目を開けて息を吐き出します。心は軽くなりましたか？　もし軽くなったと感じていたら、ネガティブな感情は実体こそないものの、あなたの心を重くしていたということがわかったでしょう。心を軽くして生きることを大切にしてください。

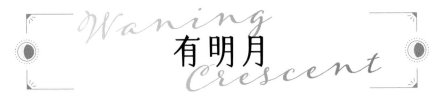

Waning Crescent 有明月

今周期もあなたはインテンションを高めることにエネルギーを注いできました。そんな自分をいたわるために、就寝前のルーティンを決めましょう。そうすればエネルギーをチャージし、次の周期に備えることができます。

就寝前のルーティンとは、いくつかのセルフケアを毎晩同じ順序で行うことです。このルーティンは自分だけのものであり、明確な意図をもつため、就寝前のリチュアルと呼んでもよいでしょう。

就寝前のリチュアル

就寝前のリチュアルは一人ひとり違います。以下で紹介するやり方を好きな順序で行ってもよいですし、自分だけのリチュアルをつくり出してもかまいません。

- ☑ 5分間瞑想をする
- ☑ 感謝の日記を毎晩書く
- ☑ 心が落ち着くエッセンシャルオイル（ラベンダーやフランキンセンスなど）を枕元に垂らす
- ☑ 自分の肌に合ったスキンケアのルーティンを行う
- ☑ ボディローションを使ってハンドマッサージやフットマッサージを行う
- ☑ ノンカフェインの紅茶またはハーブティーを飲んで癒やされる（就寝前にはカモミールがおすすめ）
- ☑ 10分間読書をする
- ☑ ベッドサイドに加湿器を置く
- ☑ 瞑想音楽か自然の音を流す
- ☑ クレンジングブレス（ヨガの呼吸法。息を吸ったら、吐く息ですべての空気を出し、肺を空っぽにする）を何度か行う
- ☑ 軽くストレッチをして、体を眠りにつきやすくする

いざルーティンを行ってみると、順序を入れ替えたくなるかもしれません。あなたが穏やかな気持ちになり、リラックスし、眠りに誘われるルーティンが見つかるまで、いろいろな方法を試してください。順序や内容がかたまったとき、ルーティンはリチュアルになります。このリチュアルは就寝前に行うのはもちろん、日中の好きなときに行ってもかまいません。

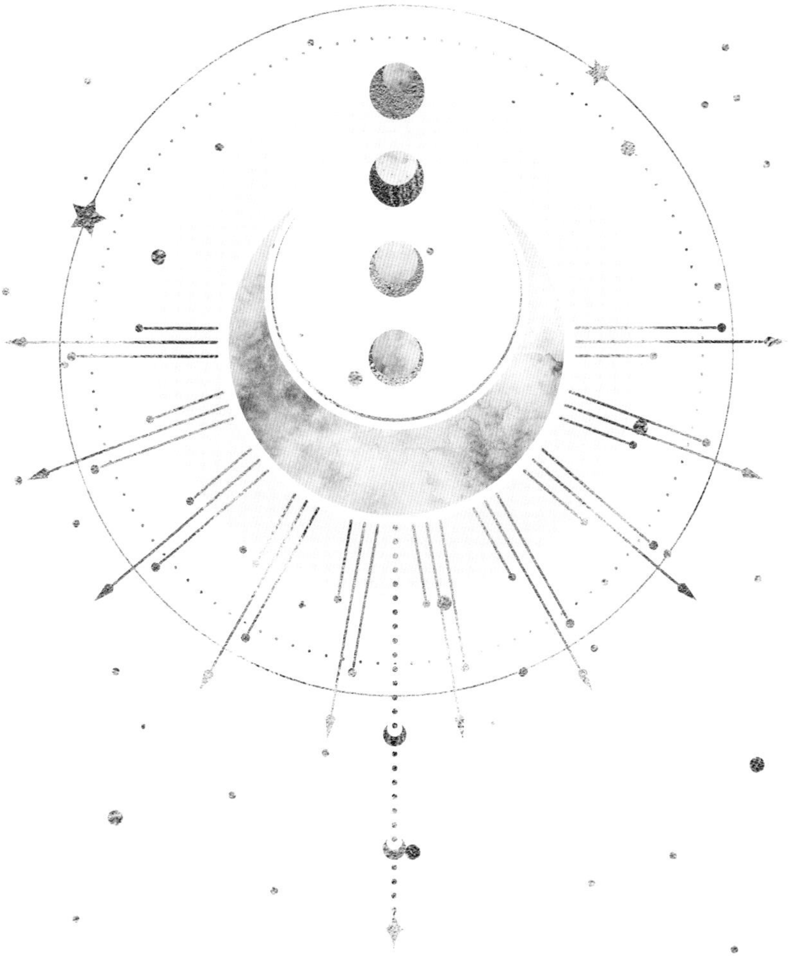

4月

APRIL

Pink Moon

ピンクムーン

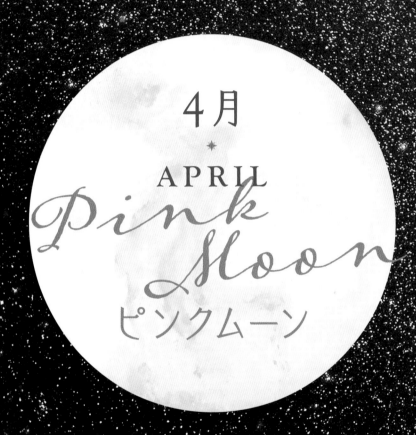

APRIL THEME

４月のテーマ

「新聞やテレビで取り上げられていたんだ。
もうすぐピンクムーンが見られるって」

ニック・ドレイク
NICK DRAKE

４月は初咲きの花で辺りが鮮やかなピンク色に包まれることから、ピンクムーンと名がつきました。この時期になると、美しい花々が暖かくて心地よい季節の訪れを感じさせます。あなたも冬眠していた魂を目覚めさせ、まわりの人たちが温かい気持ちで心地よく過ごせる環境をつくりましょう。

今周期のテーマはあなたの魂、心、エネルギーを色鮮やかに輝かせることです。勇気をもって本当の自分をさらけ出しましょう。自分だけの才能を見つけるときです。

New Moon 新月のリチュアル Ritual

今周期のインテンションセッティングのリチュアルは、普段のあなたと本当のあなたのギャップを埋めることに注目します。そうすることで、自分だけの才能を存分に発揮することができるでしょう。

STEP 1 空間を整える

心が解放される、愛にあふれた空間をつくります。開放感を出すには、窓を開けたり鏡を置いて、空間を実際よりも広く見せましょう。愛にあふれた空間をつくるには、友達や家族の写真を飾ったり、バラ色のアイテムを置いたりしましょう。クォーツ（P.69）をもっている場合は手のひらで握りしめるか、見える場所に置いておきます。リチュアルを始める前に祈りを捧げる場合は、寛大な心に関連する言葉を口にしましょう（例：「分かち合う」「開放感」「つながり」「与える」）。

STEP 2 体をいたわる

床の上に座ります。足裏同士を合わせ、両膝を左右に開き、背筋をしっかりと伸ばし、両手のひらを上に向けてください。５回呼吸をしましょう。

STEP 3 心を解放する

ピンク色をした強い光のビジュアライゼーション

このビジュアライゼーションを行うと、あなたは内なる光を感じ、それを外側に向けて放つことができます。

1. 静かで居心地のよい場所を見つけたら、座るか横たわります。
2. 目を閉じたら、鼻から深く息を吸い、お腹をふくらませ、口から吐き出します。呼吸を続けながら「今、この瞬間」に意識を向けましょう。
3. 鮮やかなピンク色の光が頭頂部から体の中に入ってくる様子を思い描きます。

体中が光で満たされていきます。光の力強さと美しさを味わってください。

4. 光が体の中から放射状に広がり、あなたを包み込む様子を思い描きます。次第に、光はあなたの部屋を、家を、そして家の周辺を包み込みます。光が家の周辺を包み込むと、そこにいるみんなが元気になり、楽しく幸せな気分になります。
5. 光がどんどん大きくなり、あなたがいる町を、国を、ついには地球ごと包み込む様子を思い描きます。光に包まれた人たちは、自分が愛されていると感じます。世界中の人たちがあなたの愛の光に包まれると、世界はどんな雰囲気になるでしょうか？
6. 準備ができたら、ゆっくりと目を開けます。

ピンクムーンに書く日記のお題

ひとつ前のワークが終わったら、日記（または紙）とペンを用意し、次のトピックに答えてください。

1. 体中が愛の光で満たされたとき、どんな気分になりましたか？
2. 他人に愛の光を分け与えたとき、どんな気分になりましたか？
3. 自分自身を愛で満たすために、今現在行っていることは何ですか？
4. 他人に愛を与えるために、今現在行っていることは何ですか？
5. 自分の特性や才能でどんなところが気に入っていますか？　それをどのようにして他人に使うことができますか？

PINK MOON CRYSTAL

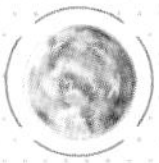

クォーツ

ピンクムーンのパワーストーン

クォーツは無色または白色の天然石で、強い癒しの力をもつことで知られています。このストーンは、あなたの才能や知恵を伸ばしてくれます。

また、深い意識と結びついているクラウンチャクラや愛する能力と結びついているハートチャクラを整えてくれます。あなたが自分の才能に気づき、その才能を発揮するために力を貸してくれるのです。

このストーンの力を引き出すには、部屋の中に飾ったり、瞑想を行うときに心臓に近い位置でもっておくとよいでしょう。

STEP 4 インテンションセッティングを行う

自分の才能を見つけたり、与える心を身につけたいと思ったら、次は明確なインテンションを設定しましょう。**引き寄せたいこと**に意識を向けます。それを書き出し、声に出して読み上げます。書くときにピンク色のインクを使ってもよいでしょう。

ピンクムーンのインテンションの例

「私は自分の芸術的な才能を育み、まわりの人たちのために創造力を発揮している」
「私は自分の知性を磨き、他人のために頭を働かせている」

STEP 5 クロージング・セレモニー

ピンク色の温かいハイビスカスティーを飲みます。じんわりと体中に染み渡っていく感覚を味わいましょう。

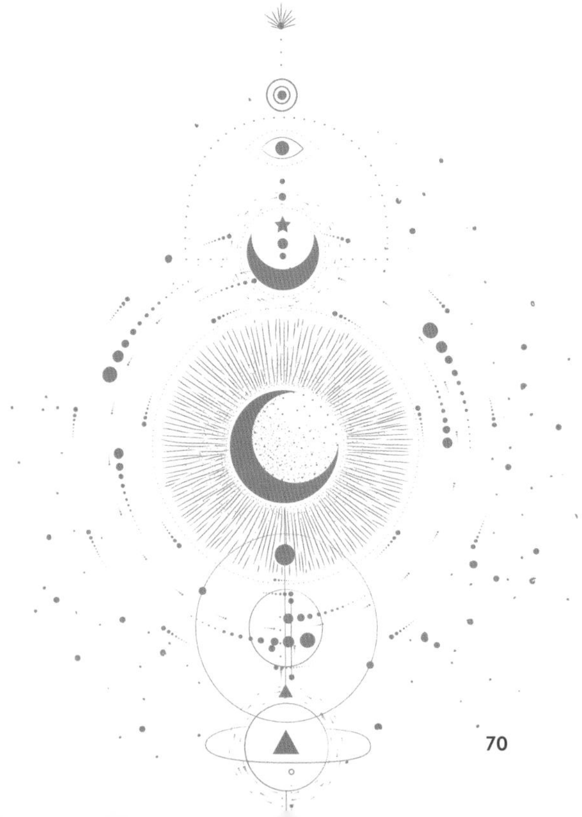

Waxing Crescent 三日月

積極的にインテンションを高めようとすれば、それを引き寄せる力が強まります。さらに、視覚的なリマインダーがあれば、インテンションを高めるためにエネルギーを注ぎ続けることができます。次で紹介する視覚的なリマインダーはピンクムーンから着想を得ており、あなたの部屋でさまざまなピンク色の植物を生育するというものです。

ピンクのインドアガーデンを育てる

用意するもの　底穴がある大きい植木鉢／屋内用の培養土／屋内での生育に適したさまざまなピンク色の植物の苗

PINK PLANTS
ピンク色の植物の例

- ピンク色のクロトン
- ストロマンテ
- アグラオネマ"アンヤマニー"
- ピンクシンフォニー
- ベニアミメグサ
- ヘミグラフィス
- コリウス"ピンクカオス"
- ピンク色のヒポエステス・フィロスタキア
- ピンク色のコダカラベンケイ
- フィロデンドロン"インペリアルレッド"
- カラテア・ロゼオピクタ

1. 植木鉢の底に屋内用の培養土を敷き詰めます。
2. 苗をポットから取り出し、植木鉢に植え替えます。苗の位置を調整し、美しい寄せ植えをつくりましょう。
3. 培養土を足し、根を完全に隠して苗を安定させます。
4. 水をまんべんなくあげます。
5. 週に２回は植物の様子を確認します。必要に応じて水をあげてください。植物の様子を確認するたびに、今周期のインテンションを振り返り、インテンション達成に向けて意識的にエネルギーを注ぎましょう。

上弦の月

First Quarter

過去にとらわれ、罪悪感や後悔の念を抱くのはめずらしいことではありません。あるいは未来に固執し、不安や恐怖に襲われるのもよくあることです。しかし、こうしたネガティブな思考で頭がいっぱいになっていると、現在、つまりたった今あなたに起きていることを見逃してしまうかもしれません。

インテンションを高め、自分の才能に気づき、その才能を発揮するべきタイミングを見極めるには、正しい決断をして適切な行動をとらなくてはなりません。そのためには「今、この瞬間」に意識を向けることが重要です。

次のワークを行えば、あなたは自分の体に意識を向け、心を落ち着かせ、「今、この瞬間」を大切にできます。

五感を使って「今、この瞬間」に意識を向ける

1. 居心地のよい場所を見つけたら、そこに座ります。
2. 目を開けたまま深く呼吸をし、心と体を徐々にリラックスさせます。
3. 五感を一つひとつ順番に研ぎ澄ませます。自分にこう問いかけてみましょう。
   - 今、何が見えているだろうか？
   - 今、何が聞こえているだろうか？
   - 今、どんな香りがしているだろうか？
   - 今、どんな味がしているだろうか？
   - 今、どんな感覚があるだろうか？
4. 一つひとつの質問に答えながら、自分がいる場所や置かれている状況を理解します。そうすれば「今、この瞬間」に心を置くことができるでしょう。
5. このワークは「今、この瞬間」に意識を向けたいと思ったら、いつでも行うことができます。

十三夜の月

Waxing Gibbous

夜空に浮かぶ月が輝きを増すにつれ、今周期の初めに設定したインテンションも高まっていることでしょう。自分の才能を見つけ、育み、発揮するためにとってきた行動を振り返りながら「これまでのやり方を微調整したり変える必要はあるだろうか？」と、自分に問いかけてみましょう。

心と体が整っていないと、この質問に対する明確な答えを見つけるのは難しいかもしれません。次のエクササイズを行って心と体を調和させたら、再び先ほどの質問を自分に問いかけてみましょう。

月へ手を伸ばすストレッチ

1. 両足を肩幅に開いて立ち、肩をリラックスさせ、両腕を体の横に垂らします。
2. 両腕を頭の上に上げ、指は上に向かってまっすぐに伸ばします。深く呼吸をしてください。背中に伸びを感じましょう。
3. 両腕を上げたまま、つま先立ちになります。深く呼吸をしてください。足の指の付け根の下にある膨らんだ部分にしっかりと体重を乗せましょう。
4. 足の裏全体をゆっくりと床につけ、両腕を体の横に戻します。力を抜いてください。
5. 元気が出て、リラックスできるまで、この動作を何度か繰り返します。

ストレッチが終わったら、自分に「*これまでのやり方を微調整したり変える必要はあるだろうか？*」と、問いかけてみましょう。心と体が調和していると、答えがよりスムーズに浮かんできます。思い浮かんだ微調整を紙切れに書いて鏡に貼り、今周期が終わるまで朝起きたら真っ先に目に入ってくるようにすれば、決意がおのずと固まります。

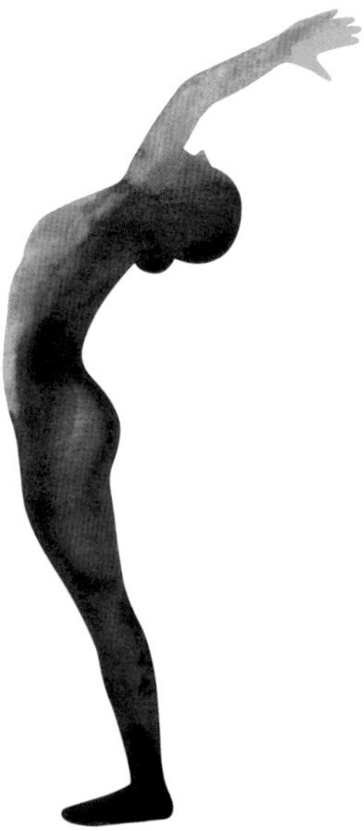

満月のリチュアル
Full Moon Ritual

心の余裕をつくってインテンションを引き寄せるために、手放したいものに意識を向けます。

STEP 1 空間を整える

ピンクムーンに関連するアイテムを取り入れて（自分の写真、ピンク色のアイテムなど）、「普段の自分」と「本当の自分」のギャップを埋めましょう。これまでのワークでクォーツを使ってきたなら屋外で月の光の下に置き、浄化を。このときに祈りを捧げる場合は、手放すことに関連する言葉を口にしましょう（例：「安全」「自由」「真正」「魂」）。

STEP 2 体をいたわる

フットマッサージを行いましょう。

STEP 3 心を解放する

フローヨガを行います。ポーズをとるたびに、あなたが本当の自分と出会うのを邪魔しているメンタルブロック（「できない」「無理」など、行動を妨げてしまう「心のブレーキ」）が何かを考えます（例：不安な気持ち、ネガティブ思考、心をむしばむ人間関係、行動力の欠如など）。

FLOW YOGA フローヨガ

FLOW 1 山のポーズ

1. 足を腰幅に開き、全身の力を抜いた状態で立ちます。重心を移動させながら、体が安定する位置を探り、地面を踏みしめている感覚を味わいます。
2. 息を吸い、肩を引き、背骨を伸ばし、お尻を締め、お腹に力を入れます。
3. 息を吐き、手の指をまっすぐに伸ばします。両手のひらは前に向けます。
4. 息を吐きながら、本当の自分と出会うのを邪魔しているのは何かを考えます。

FLOW 2　木のポーズ

1. 左脚を軸に立ち、左脚の太ももまたはふくらはぎの内側に右足裏を当てます。
2. 骨盤を開き、右膝を横に向け、右足のつま先を地面に向けます。
3. 両手を胸の前にもってきて合掌し、息を深く吸います。
4. 息を吐きながら、本当の自分と出会うのを邪魔しているメンタルブロックが何であるかを考えます。

FLOW 3　戦士のポーズ

1. 息を吸い、両足で立って両腕を体の横に垂らします。
2. 息を吐き出し、右足を前方に大きく踏み出し、左足のつま先を 45 度ほど開きます。息を吸い、両腕をまっすぐ上に伸ばします。
3. 息を吐きながら両腕を下ろし、右足を元の位置に戻し、全身の力を抜いた状態で立ちます。本当の自分と出会うのを邪魔しているメンタルブロックは何かを考えてみます。

STEP 4　自分のためにならないものを手放す

再び山のポーズをとります。両手のひらを前に向け、手のひらの中央からピンク色の明るい光が放たれていく様子を思い描いてください。フローヨガを行う中で気づいた、本当の自分と出会うのを邪魔しているものを一つひとつ思い浮かべ、両手で握りしめます。手のひらから放たれるピンク色の光は次第に強さを増し、あなたのメンタルブロックを消し去っていきます。声に出して言いましょう。*「私の妨げとなっているものは、ピンクムーンの光によって消し去られた。私が本当の自分と出会うのを邪魔するメンタルブロックは何ひとつ残っていない」*

STEP 5　クロージング・セレモニー

満月の光を浴びながら、ピンクムーンのアファメーションを声に出して言います。*「私は自分だけの才能を受け入れ、それを活かすために努力をしている。さらには愛情を込め、世の中のために才能を発揮している」*

息を吐き出します。このとき、ピンク色の花びらを足元にまいてもよいでしょう。

Waning Gibbous 居待月

このフェーズは、誰かに恩を返すことや何かを分け与えることに結びついています。あなたが育んできた才能、能力、情熱、精神力を発揮するのに最適なタイミングです。

誰かのために1日を計画する

用意するもの｜紙切れを３枚とペン

1. １枚目の紙切れを取り出したら、自分の才能を書き出していきます。まずは、新月のリチュアルで書いた日記の５つめの答え(P.69)を参考にするとよいでしょう。他にも思いついたものがあれば、書き足してください。
2. ２枚目の紙切れにあなたが大切に思っている人物を書き出していきます。
3. **1**、**2**で書いた２枚の紙切れを並べて置き、それを見ながら思い浮かべてください。あなたの才能の恩恵を最も受けることができる人物は誰でしょうか？
4. **3**の質問で思い浮かんだ人物に連絡をとり、あなたと過ごすために予定を１日空けてもらいます。
5. ３枚目の紙切れを取り出したら、相手の好きなことや趣味を知っている限り書き出します。
6. あなたの才能を活かすことができ、相手が楽しめる１日を計画します。
7. その日を迎えたら「今、この瞬間」に意識を向け、相手に「与える」ことに集中します。
8. １日の終わりに、その日を振り返る時間をとりましょう。１日を通して誰かの欲求や要求に応えようと努めるのは、どんな気分でしたか？　大切な人のために自分の才能を発揮するのは、どんな気分でしたか？

Third Quarter

下弦の月

自分の中に残っているネガティブな感情を浄化しましょう。私たちの手には、緊張や負のエネルギーが宿ります。手にスポットを当てた次のワークを行えば、そうした緊張や負のエネルギーを手放し、浄化することができます。

ハンドスクラブとハンドバスをつくる

用意するもの
ココナッツオイルを大さじ２杯／砂糖を大さじ１杯／小さなボウル／エプソムソルト（硫酸マグネシウム。欧米で一般的な入浴剤）を 120 グラム／お気に入りのエッセンシャルオイルを 15 滴／洗面器／温かいお湯／タオル／ローション

1. まずは、ハンドスクラブをつくります。小さなボウルでココナッツオイルと砂糖を混ぜておきましょう。こちらは後ほど使います。
2. 洗面器にエプソムソルトとエッセンシャルオイルを入れます。温かいお湯を加え、エプソムソルトが溶けるのを待ちます。必要に応じてかき混ぜてください。
3. 両手を洗面器のお湯につけ、５分ほど温めます。湧きあがってきた今周期中に妨げとなったネガティブな感情について考えてみましょう。その感情が両手から出て行き、洗面器のお湯で洗い流されていく様子を思い描いてください。タオルで両手の水気を優しく拭き取りましょう。
4. **1** を両手のひら、手の甲、指の間になじませます。くるくると小さな円を描くようにマッサージをしながら、両手の角質を取り除きましょう。
5. 洗面器のお湯で両手を洗い流します。ココナッツオイルが余っていたら、両手になじませて保湿し、タオルで両手の水気を優しく拭き取りましょう。
6. 最後に、お気に入りのローションで両手を保湿します。声に出してこう言ってください。*「私は愛情をもって自分をいたわっている。ネガティブな感情はすべて手放し、生まれもった資質を大切にしている」*

Waning Crescent 有明月

今周期もあなたはインテンションを高めることにエネルギーを注ぎ、才能を発揮して他人にパワーを与えてきました。そんな自分をいたわるために、夜の時間を使ってセルフケアを行いましょう。そうすればエネルギーをチャージし、次の周期に備えることができます。

おうちでスパナイト

ここで紹介するのは、肌の汚れを落として保湿する自然派由来のスキンケアルーティンです。さらにはこのルーティンを行うことで、心が落ち着いて深い眠りにつくことができます。目が覚めるとツルツルのお肌になっていることでしょう。

用意するもの

ココナッツオイルを大さじ1杯／タオル／
ローズウォーターを大さじ½杯／ウィッチヘーゼルを小さじ¼杯
（マンサク科の落葉低木の葉を蒸留したもので、抗酸化作用や抗菌作用がある。化粧水としても使われる）／ホホバオイルを大さじ½杯／
ローズヒップシードオイルを大さじ¼杯／ラベンダーオイルを数滴

1. ココナッツオイルを両手のひらで温めて溶かします。くるくると円を描くようにして、乾いた顔全体になじませてください。ココナッツオイルは肌の汚れを落とし、メイクを浮かせます。また、目元にも安心して使うことができます。
2. お湯で濡らしたタオルでココナッツオイルを拭き取ります。
3. ローズウォーターとウィッチヘーゼルを混ぜたら、顔全体を包み込むようにして押さえます。自然派由来のトナーとして肌を鎮静し、キメを整えてくれます。
4. ホホバオイルとローズヒップシードオイルとラベンダーオイルを混ぜたら、顔全体を包み込むようにして押さえます。自然派由来の夜用美容液として使えます。
5. 翌朝は心も見た目もリフレッシュして、気持ちよく目覚めることができます。これで、次の周期を迎える準備が整いました。

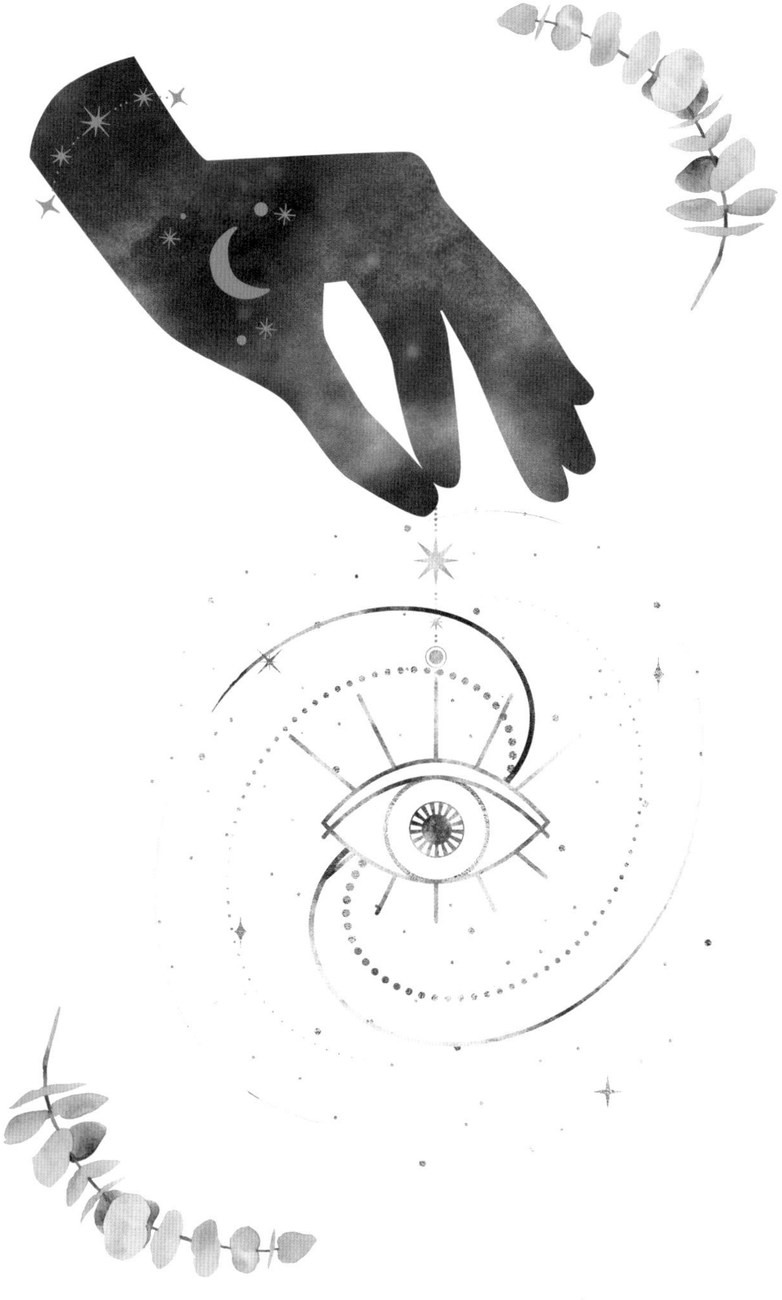

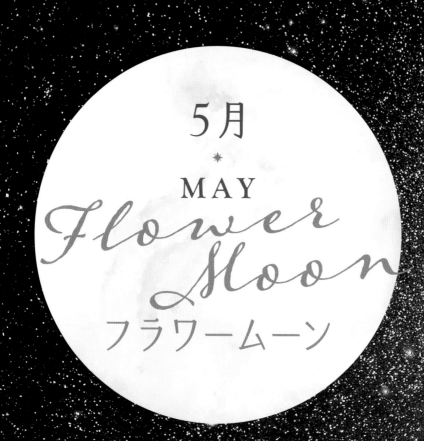

5月

MAY

Flower Moon

フラワームーン

MAY THEME

5月のテーマ

「私は、花に敬意を抱いています。
花が美しい色をしているからではありません。
花はその根が泥だらけでも育つからです。
それでもなお、咲き誇るからです」

D・アントワネット・フォイ
D.ANTOINETTE FOY

5月になると気温がさらに上昇し、花が一斉に咲き始めます。母なる自然が美しい光景をもたらすことから、5月の満月はフラワームーンと呼ばれるようになりました。フラワームーンのテーマは、花のあでやかな美しさと豊かな実りです。

万物の創造と同様、花も女性エネルギーに結びついています。女性エネルギーは、生物学的な女性に限ったものではありません。あらゆる魂がもっているエネルギーの一部なのです。

今周期は、自分の根っこにある強さに気づき、敬意を払いましょう。あなた自身が咲き誇り、内なる神聖な女性エネルギーを解放するときです。

New Moon 新月のリチュアル Ritual

このリチュアルで新月のパワーを味方につければ、あなたは内なる神聖な女性エネルギーを引き出し、明確なインテンションを設定できるようになります。

STEP 1 空間を整える

自分の部屋に美しさと女性らしさを取り入れてください。美しさを引き立てるには、花瓶に花を飾ったり、素敵だと感じる装飾を施しましょう。女性らしさを演出するには、フローラルで女性らしい香りのキャンドルに火を灯しましょう。さらに、春を感じられる自然の音を流せば、あなたは母なる自然がもつ女性エネルギーと調和できるようになります。カーネリアン（P.84）をもっている場合は、美しさを引き立てるアイテムとして部屋の中に飾ったり、セイクラルチャクラに近いお尻のポケットに入れてください。リチュアルを始める前に祈りを捧げる場合は、咲き誇る花のイメージに関連する言葉を口にしましょう（例:「美しい」「咲く」「女性らしい」「実り豊か」）。

STEP 2 体をいたわる

冷たくてさわやかなフローラルティーを淹れましょう。

STEP 3 心を解放する

女性らしさが花開くビジュアライゼーション

次のワークは、あなたの内なる神聖な女性エネルギーを引き出してくれます。

1. 居心地のよい場所を見つけたら、そこに座ります。目を閉じ、ゆっくりと呼吸をし、心を落ち着かせてください。
2. 目の前に美しい女神が立っているところを思い描きます。できるだけ詳しく、鮮明に、女神の姿をイメージしましょう。彼女をじっと見つめていると、あなたはどんな気分になりますか？

3. 女神から白く明るい光が放たれる様子を思い描きます。この光は、彼女の神聖な女性エネルギーを表しています。光は徐々に大きくなり、あなたを包み込みます。光がもつ力強さ、暖かさ、無条件の愛、母性愛、快楽、そして共感力を全身で味わってください。
4. 次は、先ほどの光に満たされていく感覚に意識を向けます。呼吸をし、目を開けてください。
5. 最後に「*私は、女神*」とささやきます。

フラワームーンの日記のトピック

ひとつ前のワークが終わったら、日記（または紙）とペンを用意し、次のトピックに答えてください。

1. 女神の姿をイメージしたとき、彼女に対してどんな気持ちが生まれましたか？ 羨望や尊敬といった感情を抱きましたか？
2. 羨望の感情を抱いたのであれば、女神のどんなところを羨ましく感じましたか？　あなたもそうなりたいと思いますか？
3. 尊敬の念を抱いたのであれば、女神のどんなところを敬いましたか？　あなたもそうなりたいと思いますか？
4. あなたはすでに他人から羨望や尊敬の感情を抱かれるような能力をもっていますか？　それは何ですか？
5. あなたがまだもっていない、他人から羨望や尊敬の感情を抱かれるような能力はありますか？　それらの能力を身につけるためにマインドセットを変えたり、努力することはできますか？

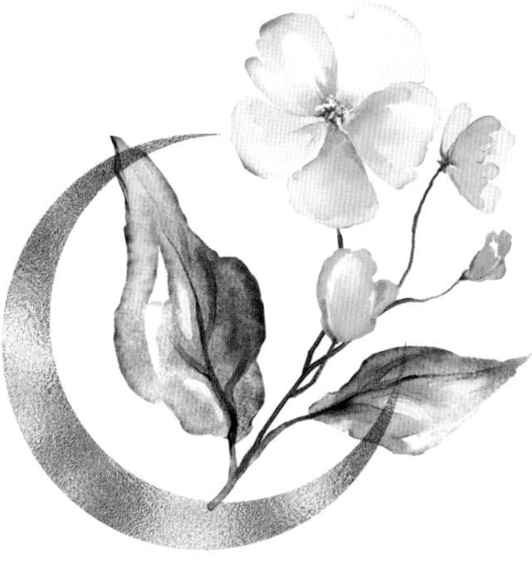

STEP 4 インテンションセッティングを行う

あなたがすでにもっている、あるいはもちたいと思っている神聖かつ女性的な能力に目を向けたところで、次は**引き寄せたいこと**に意識を向けます。それを書き出し、声に出して読み上げます。歌声にのせてもよいでしょう。

フラワームーンのインテンションの例

「私は完璧な存在で、どこにいても魅力を放っている」
「私は内なる神聖な女性エネルギーと深くつながっていて、他人にも温かい心で接している」

STEP 5 クロージング・セレモニー

フローラルな香りのボディローションや贅沢な香りのボディオイルで全身をケアし、心と体の緊張をほぐしましょう。

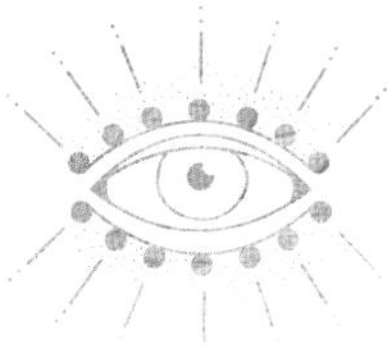

FLOWER MOON CRYSTAL

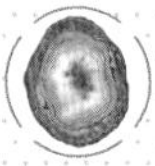

カーネリアン

フラワームーンのパワーストーン

カーネリアンはオレンジ色のパワーストーンです。心を温かくし、生殖能力を高める効果が期待できます（いずれも神聖な女性エネルギーに関連しています）。

このパワーストーンはネガティブな感情を解放し、女性的な創造力を呼び覚まします。さらには、ホルモン周期、生殖器、そして官能性と結びついているセイクラルチャクラを活性化してくれます。

あなたは、自分の女性的な面に気を配っていますか？　カーネリアンは、あなたの女性的な一面を開拓してくれます。

このストーンの力を引き出すには洋服のポケットに入れておいたり、花を生けた透明な花瓶の底に入れておくとよいでしょう。

Waxing Crescent
三日月

この時期は、やがて花が咲くよう、種を蒔いておくのに最適です（文字どおりにも、比喩的にも）。**「種を蒔く」というのは、インテンション達成に向けてエネルギーを注ぎ込む行為を比喩的に表現しています。次のエクササイズでは実際に種を蒔き、植物を育ててみましょう。**

花であふれる窓辺

用意するもの 水苔／卵の空きパック／水が入った霧吹き／セントポーリアの種／食品用ラップフィルム／底穴がある植木鉢／屋内用の培養土

1. 卵の空きパックを用意したら、それぞれのくぼみが埋まる位置まで水苔を入れ、霧吹きで水を吹きかけ、よく湿らせます。
2. 各水苔の上に種を数個ずつ置きます。霧吹きで水を吹きかけ、種を軽く湿らせてください。
3. 卵のパックに食品用ラップフィルムをふんわりとかけ、直射日光の当たらない窓辺に置きます。
4. 数日おきに様子を見て、水苔が乾いていたら食品用ラップフィルムを剝がして水をあげます。食品用フィルムラップはその都度新しくしてください。
5. １～９週間程度で発芽します。
6. 芽が１～２センチになったら、植え替えるタイミングです。
7. 植木鉢に屋内用の培養土を敷き詰めます。芽の根っこが切れないよう注意しながら取り出し、培養土の表面に空けた小さな穴の中に植え、培養土を足して芽を安定させます。
8. 植木鉢を窓辺に置き、土が乾いてきたらその都度水をあげます。こうすれば、一年中インドアガーデンが楽しめ、時間をかけて種を蒔いて育てればやがて美しい花が咲くということを心に留めておけるでしょう。

上弦の月 First Quarter

今周期のインテンションを引き寄せるには、これから訪れるかもしれないあらゆる困難に備えておく必要があります。そのためには、グラウンディング（地に足をつけること。瞑想の一種であり、大地と一体化することで自分の土台が安定し、揺るがない自信が生まれ、願望を引き寄せやすくなる）**し、自分の中にある女性エネルギーを引き出しましょう。次で紹介するエクササイズはヨガのポーズと簡単な瞑想を組み合わせたものです。実践すれば、あなたは地に足をつけ、咲き誇ることができます。**

花咲くハーフロータスポーズで瞑想をする

自分の体を注意深く観察しましょう。痛みを感じたら､無理をしないでください。

1. 居心地のよい場所を見つけたら、床に座ってストレッチを行います。両膝を外側に倒し、骨盤を開き、足裏同士をくっつけてください。ストレッチを深めたい場合は、両太ももの外側をゆっくりと床に近づけましょう。
2. 床に座ったまま、両足を前に出し、背骨と首をまっすぐ伸ばします。
3. 息を吸いながら右膝を曲げます。次に息を吐き出しながら、右足を左太ももの上に置きます。息を吸いながら、左膝を曲げます。次に息を吐き出しながら、左足を右太ももの下に置きます。
4. 両腕を下ろし、両太ももの上で休ませます。目を閉じて深く呼吸をし､呼吸を観察しながらリラックスしましょう。
5. 自分が花になり、開花のエネルギーがセイクラルチャクラ（おへその5センチ下あたり）から発生し、外側に向かって広がっていき、地面にしっかりと根を張っているイメージです。
6. 息を吐き出します。目を開けて、どんな気持ちになったか振り返ってください。目の前に困難が立ちはだかったとき、この気持ちを思い出すとよいでしょう。

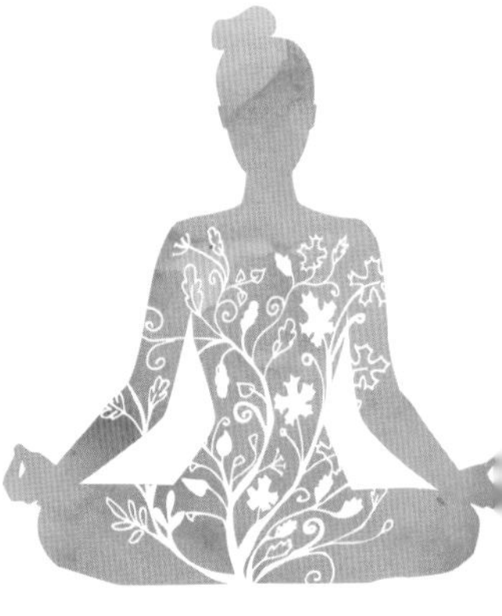

Waxing Gibbous

十三夜の月

この時期になると、あなたの女性エネルギーがインテンションを高めるよう、何らかの調整を行う必要が出てくるかもしれません。次のワークは２部構成になっています。前半ではオリジナルのフェイススクラブをつくります。自分好みのスクラブをつくるには細かい調整が必要です。そのときに自分の感覚を信じることが重要なポイントとなります。後半では出来上がったスクラブを実際に使っていきます。このセルフケアを実践すると、女性エネルギーが高まっていくでしょう。

フローラルな香りのフェイススクラブを手づくりする

用意するもの ‖ グレープシードオイルを大さじ２杯／ブラウンシュガーを大さじ１杯／はちみつを小さじ１杯／小さなボウル／スパチュラ／顔にも使えるフローラルな香りのオイル（複数可）

1. ボウルにグレープシードオイル、ブラウンシュガー、はちみつを入れ、スパチュラでよく混ぜます。フローラルな香りのオイルを数滴入れ、さらに混ぜます。
2. 匂いを嗅ぎ、フローラルな香りのオイルを適宜加えて、自分好みの香りをつくってください。

スクラブでセルフケア

用意するもの ‖ 洗顔料／タオル／手づくりのフェイススクラブ／化粧水または美容液

1. 洗顔料で顔全体をよく洗い、タオルで水気が少し残る程度に拭き取ります。
2. フェイススクラブで、小さな円を描くように顔全体をマッサージし、きれいに洗い流します。肌がやわらかくなったことを感じましょう。
3. 仕上げに、お気に入りの化粧水や美容液で保湿します。化粧水や美容液を肌に染み込ませながら、ささやかなセルフケアが女性エネルギーを引き出すのにどれだけ役立つか考えてみましょう。

Full Moon Ritual
満月のリチュアル

心の余裕をつくってインテンションを引き寄せるために、手放したいものに意識を向けます。

STEP 1 空間を整える

新月のリチュアルと同じ空間をつくり直しても、新しい空間をつくってもかまいません。今周期のテーマに沿うよう、美しい花をモチーフにしたアイテムやあなたが女性らしさを感じるアイテムを取り入れましょう。このときに祈りを捧げる場合は、何かを手放すことに関連する言葉を口にしましょう（例：「許し」「平穏」「聖なる空間」「安心」）。

STEP 2 体をいたわる

首を大きくまわして、コリをほぐしましょう。

STEP 3 心を解放する

女性的な部分（美しさ、直感力、生殖能力、創造力など）を失わないためには、セイクラルチャクラを開いておく必要があります。セイクラルャクラは、おへその下に位置します。このチャクラが整っていると、自分の感情にうまく対処できるようになります。昔から、強い感情を抱くことは女性らしい資質だとされていたので、セイクラルチャクラは神聖な女性エネルギーに結びついていると考えられています。セイクラルチャクラが開いていると快感、インスピレーション、創造力が発揮されます。反対に、閉じていると親密な人間関係を築けなかったり、骨盤に痛みを抱えるかもしれません。

セイクラルチャクラを象徴する色はオレンジなので、次のエクササイズにカーネリアン（今周期のパワーストーン）を使うのは自然な成り行きです。カーネリアンが手元にない場合は、何かしらオレンジ色のアイテムを用意してください。貝殻、オレンジ色のペン、オレンジ色の布、木から摘んだみずみずしいオレンジなど、何でもかまいません。

セイクラルチャクラを開くエクササイズ

用意するもの ‖ カーネリアンまたはオレンジ色のアイテム

1. 満月の光が当たり、居心地のよい場所を見つけたら、そこに座ります。
2. 目を閉じたら、一定のリズムで深い呼吸をします。
3. カーネリアンまたはオレンジ色のアイテムをセイクラルチャクラの上に置きます。
4. 下腹部がオレンジ色に染まっていく様子を思い描きます。あなたを満たしていくこの色は判断しない、無条件の愛を表しています。安心感や心が落ち着く感覚に身を委ねてください。
5. 次に、体全体がオレンジ色に染まっていく様子を思い描きます。傷つくことに対する恐怖が消え去っていくでしょう。
6. 息を吐き出します。セイクラルチャクラが開き、女性的な直感力が磨かれたはずです。

STEP 4 自分のためにならないものを手放す

屋外へ出たら、カーネリアンまたはオレンジ色のアイテムを月の光の下に、地面と接触するように置きます。声に出してこう言ってください。*「今夜、あなたも私も、余計なものを手放してエネルギーをチャージする」*

翌朝目が覚めたらカーネリアンを回収しましょう。

STEP 5 クロージング・セレモニー

満月の光を浴びながら、フラワームーンのアファメーションを声に出して言います。*「私は美しく、完璧で、神聖な女性らしさをもっている。内なる女性らしさを慈しみ、育んでいる。いつかその女性らしさが、私の能力を開花できる場所へと導いてくれる」*

息を吐き出します。心が惹かれるのなら、ガーデンやフラワーアレンジメントの香りを嗅ぎ、心を落ち着かせる時間をとってもよいでしょう。

Waning Gibbous 居待月

あなたが咲き誇れるよう、根っこを安定させてくれる人物を思い浮かべましょう。あなたが憧れや尊敬の念を抱いている人物、あなたに何らかの価値観を与えてくれる人物、あるいはあなたに好意を示してくれる人物は誰ですか？　その中から一人選んでください。

フラワームーンにちなんで、相手に手づくりの花束を贈り、感謝の気持ちを伝えましょう。

花束を贈る

用意するもの　メインとなる大輪の花／アクセントとなる小花／葉物／はさみ／花紙またはクラフト紙／より糸またはリボン

1. 余分な葉っぱや変色した花びらを取り除き、茎を１センチほど切り落とします。
2. 花紙またはクラフト紙を広げます。
3. 紙の上に葉物を敷きます。紙の両端には、それぞれ４分の１程度のスペースを空けておいてください。
4. 葉の上にアクセントとなる小花を並べます。敷いてある葉物の両端にそれぞれ４分の１程度のスペースを空けておいてください。
5. メインとなる花をさらに並べます。小花の両端にそれぞれ４分の１程度のスペースを空けておいてください。
6. 花を中央に寄せながら、紙をきつく巻いていきます。
7. より糸やリボンを使って、下から３分の１あたりの位置で花を束ねます。
8. 先ほど思い浮かべた人物に花束を贈ります。受け取った相手の気持ちを想像してください。それこそ、あなたが女性的なエネルギーで他人を思いやったときの、相手の気持ちです。

Third Quarter

下弦の月

下弦の月が現れたら、余分なものを手放しましょう。美顔ローラーは昔からある美容のリチュアルで、あなたが余分なものを手放す作業をサポートしてくれます。美顔ローラーはリンパを流し、肌の老廃物を排出する効果が期待できます。さらに、頬骨や顎のラインをすっきりさせたり、目の下のクマを薄くしたり、鼻づまり解消などにも効果的です。

よく冷やした美顔ローラーで肌ケア

用意するもの ‖ 美顔ローラー（またはカッサ）／冷凍庫

1. 美顔ローラーを冷凍庫に10分間入れます。
2. よく冷えた美顔ローラーを冷凍庫から取り出したら、顎のラインに沿って皮膚の上を強めに転がします。左右5回ずつ行ってください。
3. 小鼻の横から耳に向かって転がします。これも左右5回ずつ行ってください。
4. 額の中央からこめかみに向かって転がします。これも左右5回ずつ行ってください。
5. 美顔ローラーまたはカッサを顎のラインから首筋に沿って強めに転がします。これも左右5回ずつ行い、顔の老廃物を排出しましょう。
6. 物足りなく感じたら、上記の手順を初めからもう一度行います。
7. 冷たい美顔ローラーでマッサージを行ったことによって、顔の筋肉がほぐれたのを実感してください。顔がすっきりとし、余分なものを手放したことが見た目からもわかるでしょう。

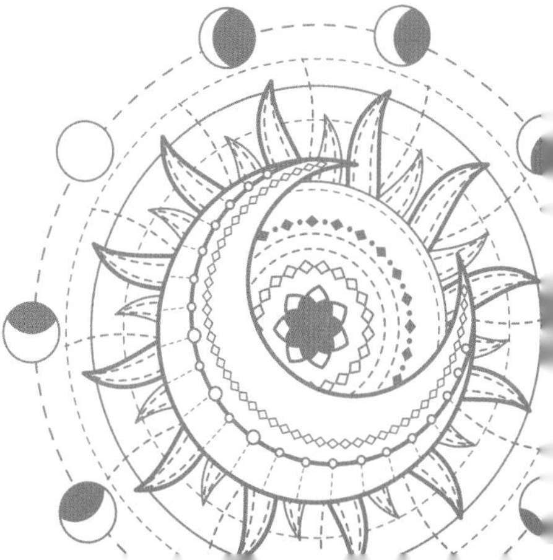

有明月 Waning Crescent

ここまで、あなたはインテンションを高めるためにエネルギーを注いできました。今回の周期を締めくくり、次の周期に備えるためにリフレッシュするときです。

本来、女性エネルギーはあなたの感情エネルギーです。感情エネルギーをチャージするには、安心できる空間あるいは心が落ち着く空間に身を置く必要があります。十分な時間と手間さえかければ、今あなたが住んでいる部屋も安らぎの空間となります。あなたのエネルギーを再生してくれることでしょう。

香り豊かな安らぎの空間

平穏な空間や安心感のある空間をつくるにあたり、香りの効果は絶大です。たとえば、スパでは落ち着いた静かな空間を演出するためにエッセンシャルオイル、香りつきのキャンドル、香りつきのボディオイルなどが使われます。

あなたの部屋は、どんな香りがしますか？ 今周期のテーマに沿って、好きな花の香りを部屋づくりに取り入れてください。スパのように、好きな花の香りのオイルやキャンドルを使ったり、生花やディフューザーを使ってもよいでしょう。花の香りのアイテムをいくつか用意する場合は、慎重に選んでください。アイテムをひとつ増やすたび、それがあなたの気分を高め、心を落ち着かせ、他の香りとうまく調和していることを確認しましょう。

気持ちを新たにしたいと感じたら、静かな場所に座ります。自分で選んだ香りをゆっくりと味わいながら吸い込んでください。香りに満たされながら、リラックスしましょう。

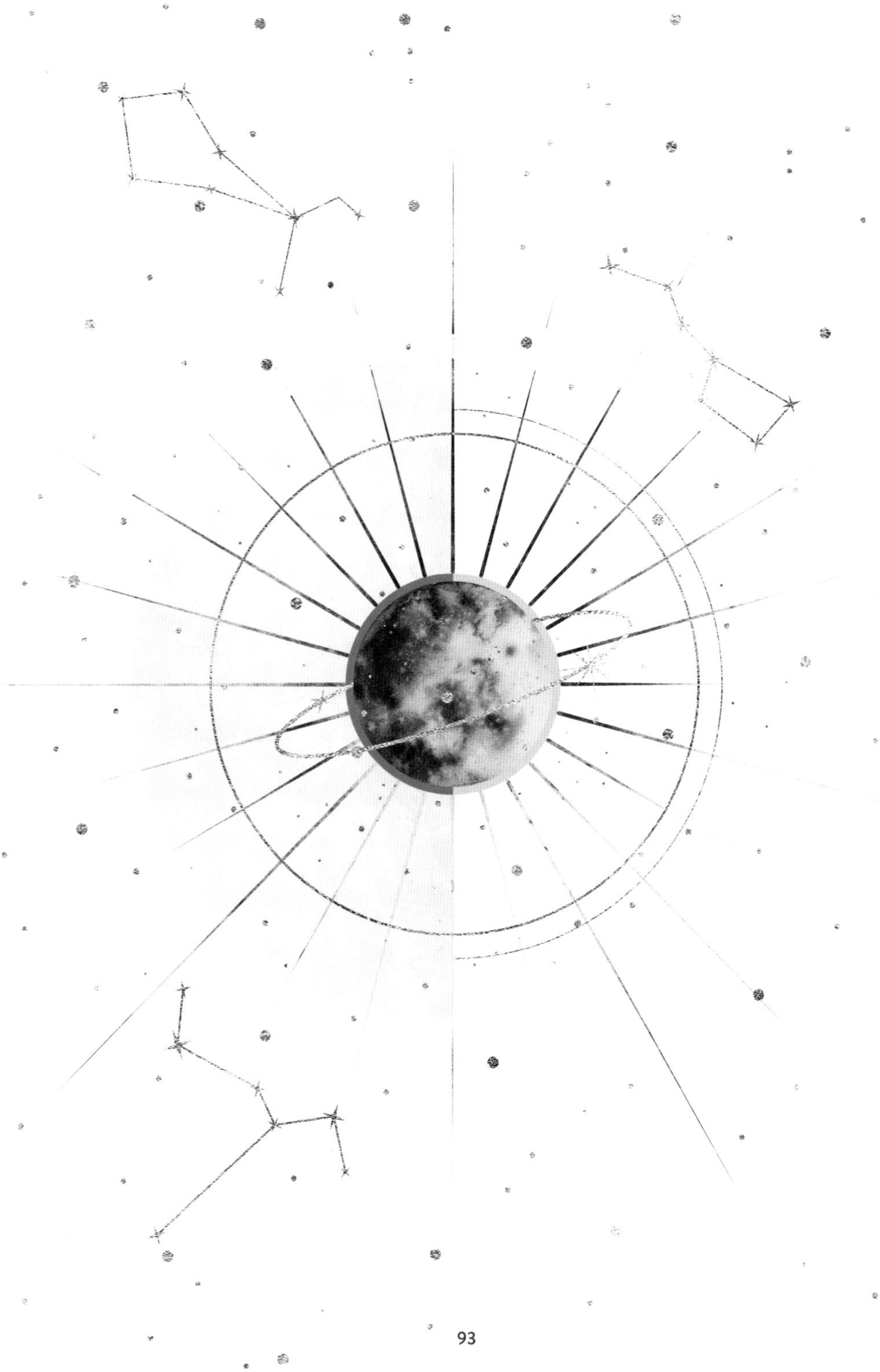

6月

JUNE

Strawberry Moon

ストロベリームーン

JUNE THEME

６月のテーマ

「ほら、そうこうしているうちに、
いちごの季節がやってきました」

クラリッセ・リスペクトル
CLARICE LISPECTOR

いちごの収穫の始まりは、夏の訪れを意味しています（北米では、いちごの収穫時期は６月。日本国内ではハウスでの栽培が主流となったため、いちごは「冬の果物」というイメージがあるが、本来の収穫時期は春〜初夏）。そのため、６月の満月はストロベリームーンと呼ばれるようになりました。暖かく、甘い季節の到来です。厳しい冬は、もう遠い昔のように感じられるでしょう。

今周期は、人生のさまざまな「甘さ」について考えてみます。これまで大切に育ててきたものを収穫するべきときがきました。「今、この瞬間」に感謝の気持ちを表すには、過去にとらわれるのではなく、明るい気持ちで未来へ向かいましょう。

新月のリチュアル

New Moon Ritual

ここで紹介するのは「今、この瞬間」を受け入れ、その豊かさやありがたさを実感することに注目したインテンションセッティングのリチュアルです。今周期のテーマに沿って心身を整えましょう。

STEP 1 空間を整える

ストロベリームーンのテーマを取り入れた空間づくりを行います。豊かさを演出するには、ハム、ソーセージ、パテ、テリーヌなどの食肉加工品やフルーツ、あるいはその他の高価な食材を置くとよいでしょう。「今、この瞬間」に意識を向けることを忘れないためには、時計や砂時計を飾るとよいでしょう。穏やかな瞑想音楽をかけるのも効果的です。ヒデナイト（P.98）をもっている場合は、胸元で握りしめたり、洋服のポケットに入れておきます。リチュアルを始める前に祈りを捧げる場合は、豊かさを享受したときに湧きあがる感情に関連する言葉を口にしましょう（例：「恵まれている」「感謝」「気づき」「謙虚さ」）。

STEP 2 体をいたわる

みずみずしいいちごをたくさん食べましょう。

STEP 3 心を解放する

豊かさのアファメーション

人生の豊かさを味わうには、**あなたの人生がすでに豊かであること**に気づく必要があります。自分が恵まれていることに気づき、それに感謝することで、新たな恵みを受ける余裕が生まれるのです。

もっていないものにばかり執着してしまうと、もっているものの豊かさを見落としがちです。人生の豊かさを理解するには、感謝の気持ちを生むポジティブなマインドセットに切り替えなくてはなりません。ネガティブな思考パターンをポジティブな思考パターンに切り替えるには、アファメーションを行うのが効果的です。

鏡の前に立ちましょう。鏡に映った自分の目をまっすぐ見ながら、次のアファメーションを３回ずつ唱えてください。

「必要なものはすべてもっている」

「努力は必ず報われる」

「私は豊かさを引き寄せていて、人生の美しいエネルギーに感謝している」

「お金やチャンスは向こうからやってくる」

「人生は『今、この瞬間』の素敵なこと、ワクワクすること、そして喜びに満ちている」

ストロベリームーンの日記のトピック

ひとつ前のワークが終わったら、日記（または紙）とペンを用意し、次のトピックに答えてください。

1. 先ほどのアファメーションのうち、最も共感したものはどれでしたか？　その理由は？
2. 先ほどのアファメーションのうち、最も同意しづらいと感じたものはどれでしたか？　その理由は？
3. あなたのまわりにいる人たちは、それぞれの人生に感謝の気持ちを示していますか？
4. あなたは感謝の気持ちを常にもっているとまわりから思われていますか？

STEP 4 インテンションセッティングを行う

自分の豊かさに気づいたら、明確なインテンションを設定しましょう。**引き寄せたいこと**に意識を向けます。それを書き出し、声に出して読み上げます。額に入れてベッドの横に飾ってもよいでしょう。

ストロベリームーンのインテンションの例

「住む場所があること、そしてそのことがもたらす安心感に感謝している」
「私は生きるうえで必要なものをすべてもっていて、とても恵まれていると感じる」

STEP 5 クロージング・セレモニー

両手を胸の前にもってきて合掌したら*「ありがとう」*と声に出します。

STRAWBERRY MOON CRYSTAL

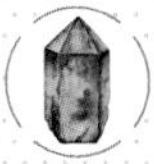

ヒデナイト

ストロベリームーンのパワーストーン

ヒデナイトは緑色をしていて、さまざまな濃淡のものがあります。このストーンは愛情や自発性と結びついていて、あなたの意識を「今、この瞬間」に向ける効果が期待できます。さらには、感謝の気持ちを忘れないようにしてくれたり、自分の人生や「今、この瞬間」への意識を高めるハートチャクラを開いてくれます。

あなたは、自分の現状に豊かな喜びを感じていますか？　ヒデナイトはこういった喜びの気持ちを高めてくれます。

このストーンの力を引き出すには、胸元に近づけたり、感謝の日記の近くに置いておくとよいでしょう。

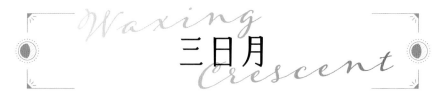

Waxing Crescent 三日月

この時期は人生の豊かさ、そして豊かさに伴う甘さに注目し、インテンションを高めましょう。この意識を維持するためには、豊かな甘い実がなる果樹を実際に育てていきます。

ベランダで果樹を育てるワーク

多くの果樹は秋や春に植えられます。このワークでは鉢植えを使うため、すでに実がなっている苗木がおすすめです。あなたのベランダで育てやすそうな果物については、近くの園芸店でご相談ください。そのときに、苗木は植木鉢に植え替える予定であることを伝えておくとよいでしょう。

用意するもの 植木鉢での生育に適している矮性《わい》（草丈が低い性質の動植物。同じ種類でも丈の低いものは「矮性品種」と呼ばれる）の果樹：りんご、さくらんぼ、ネクタリン、もも、ざくろ、レモン、プラム、いちじく、オレンジ／日照時間が８時間以上ある屋外のスペース／底穴がある13号程度の植木鉢／培養土／果樹の苗木／果樹の肥料

1. 果樹を育てる場所を決めます。植木鉢を置いたら培養土を底に敷き詰めます。
2. 苗木をポットから植木鉢に植え替えます。培養土を足し、根を完全に隠して苗を安定させてください。
3. 培養土に片手いっぱい、あるいは両手いっぱいの肥料を加えます。必要に応じて表面をならして、水をまんべんなくあげます。
4. 果樹の世話をします。育てたい果樹に合った生育方法を近くの園芸店でお尋ねください。夏の間は特に、十分な水をあげましょう。ただし、培養土が乾いたのを確認してから水をあげるようにします。

果樹の世話をするたび（その実を収穫したり味わったりするときは特に）、人生における甘い実を育て、収穫し、味わうときの喜びを思い浮かべます。

上弦の月 First Quarter

新月のリチュアルで設定したインテンションを振り返ります。現時点でどれだけ達成できているか、穏やかな気持ちで正直に考えてください。自分に問いかけてみましょう。

※「インテンションを達成するために、とるべき行動はあるだろうか？」

「心の余裕をつくってインテンションを引き寄せるために、解決するべき課題はあるだろうか？」

上記の質問についてよく考えながら、次のエクササイズを行います。グラウンディングすることで、質問に対する答えが明確になるかもしれません。

月明かりの下でグラウンディングするエクササイズ

ここで行うグラウンディングでは、裸足で大地（砂、土、芝、泥など）に触れ、地球のエネルギーや自分本来のエネルギーとつながります。

1. 屋外の月が見える静かな場所へ行き、裸足で立てる地面を見つけましょう。
2. 裸足で大地に立ちます。目を閉じて、ゆっくりと呼吸をしてください。つま先をもぞもぞと動かしながら体重を移動させ、地面と深く、気持ちよくつながれるポジションを探しましょう。
3. その体勢を５分間キープします。※**先ほどの質問**について考えてみましょう。
4. 目を開けたら、裸足のまま大きな円を描くように歩きます。ゆっくりと、しかし意図をもって、足を運びましょう。裸足に触れる大地の感覚を味わってください。今の姿勢に意識を向けます。
5. 姿勢を保ったまま、数分間歩き続けます。再び、※**先ほどの質問**について考えてみましょう。地球のエネルギーを受け、活力がみなぎってきたと感じるかもしれません。あるいは、自分自身とのつながりを深めたことで、頭が冴えてとるべき行動や目の前の課題が明確になるかもしれません。

十三夜の月

Waxing Gibbous

このタイミングでは頭を切り替え、自分の言動がインテンション達成の進捗に与えている影響を省みることが重要です。水分の摂取は立ち止まり、呼吸をし、ひと息つくことができるのでおすすめです。水分補給を習慣にすれば、平静を保ち、まわりに意識を向けることを忘れずにいられるでしょう。

水分補給を習慣にするエクササイズ

用意するもの 2リットルのガラスピッチャー／果物やハーブ（きゅうりとミント、いちごとバジル、桃とパイナップルなど）／ボール型の茶こし／1リットルのウォーターボトルを2本／油性ペン

1. ガラスピッチャーいっぱいに水を入れます。ボール型の茶こしに果物やハーブを詰め、ピッチャーの中に入れます。これを冷蔵庫で一晩置いたら、フレーバーウォーターの完成です。
2. 油性ペンで、1本目のウォーターボトルの真ん中あたりに印をつけ、印の横に「午前9時」と書きます。下にも印をつけ、その横に「正午」と書きます。
3. 同様に2本目のウォーターボトルの真ん中あたりに印をつけ、印の横に「午後3時」と書きます。下にも印をつけ、その横に「午後6時」と書きます。
4. 朝起きたら、冷蔵庫のフレーバーウォーターを**2**と**3**のウォーターボトルに移し替え、一日を通して水分補給を心がけます。
5. 午前9時、正午、午後3時、午後6時にそれぞれアラームを設定しておき、アラームが鳴ったら、フレーバーウォーターの減り具合を確認します。目標ラインに達していなければ、現在の時刻の印がついたところまで水を飲みましょう。水を飲むたび、あなたが感謝している物や人物を思い浮かべてください。
6. 1日が終わる頃には、2リットルの水を飲み終えているはずです。「今、この瞬間」に意識を向けたり、感謝の気持ちに気づくことができていましたか？

Full Moon Ritual 満月のリチュアル

心の余裕をつくってインテンションを引き寄せるために、手放したいものに意識を向けます。

STEP 1 空間を整える

新月のリチュアルと同じ空間をつくり直しても、新しい空間をつくってもかまいません。豊かさを演出するため、あなたにとって大切な人物の写真や物を飾るとよいでしょう。これまでのワークでヒデナイトを使ってきたのであれば、浄化しましょう。月の光の下に一晩置き、翌朝回収します。このときに祈りを捧げる場合は、何かを手放すことに関連する言葉を口にしましょう（例：「明瞭」「見通し」「吐き出す」「解放する」）。

STEP 2 体をいたわる

いちごのシャーベットをひとすくい食べましょう。

STEP 3 心を解放する

欠乏感がある人にとって何かを手放す行為は難しいかもしれません。次のワークを行えば充足感に満たされ、**欠乏しているという錯覚**を手放すことができます。

2つに分けるワーク

1. 空いたスペースに**手もちの洋服をすべて**広げます。
2. まずは1着、手に取ります。あなたはその服を「大好き」だと感じていますか？　答えが「はい」であれば、向かって左側に寄せてください。
3. **2**で聞いた質問の答えが「いいえ」であれば、さらに次の質問について考えます。あなたにとって、その服は必要ですか？　答えが「はい」であれば、左側に寄せてください。答えが「いいえ」であれば、右側に寄せてください。

4. 残りの洋服も、同じように仕分けます。
5. 仕分けが終わったら、左側に寄せた洋服は元どおり片付けます。

STEP 4 自分のためにならないものを手放す

目の前に広がっているのは、あなたが*「大好きだと感じない」*さらに*「必要ない」*と答えた洋服です。あなたは*「もっと洋服を所有しなくてはいけない」*という錯覚に陥っていたのかもしれません。でも実際は、先ほど右側に寄せた洋服が１着でもあれば、あなたは**十分すぎる**洋服を所有していたことになります。

今こそ、いらない洋服とともに欠乏感を手放しましょう。

着なくなった洋服を次につなぐワーク

1. まずは１着、手にとります。あなたの知り合いで、その服を着てくれそうな人はいますか？　答えが「はい」であれば、向かって左側に寄せてください。後ほど誰かに譲る分です。
2. **1**で聞いた質問の答えが「いいえ」であれば、さらに次の質問について考えます。あなたの知り合いでなくても、誰かしらがその服を着てくれると思いますか？答えが「はい」であれば、正面に寄せてください。後ほど寄付する分です。
3. **2**で聞いた質問の答えが「いいえ」であれば、右側に寄せてください。後ほど資源ごみに出す分です。

十分すぎるほどの物を所有していたと認めたら、あなたはそれを他人に分け与え、相手の欲求やニーズを満たすことができるのだということに気づきましょう。

STEP 5 クロージング・セレモニー

満月の光を浴びながら、ストロベリームーンのアファメーションを声に出して言います。*「私はこれまでもこれからも、十分すぎるほどの物を所有している。私は自分の人生の豊かさに感謝している」*

息を吐き出します。このとき、フルーツジュースを１杯飲んでもよいでしょう。

Waning Gibbous 居待月

このフェーズでは感謝の気持ちを抱きましょう。感謝のワークは、何も手の込んだものである必要はありません。次で紹介するワークは、毎朝90秒もかけずに実践できます。

目覚めとともに行う感謝のワーク

感謝の気持ちとともに1日を始めるには、目覚めたときに感謝していることを5つ思い浮かべましょう。朝は眠たくて頭がぼーっとしがちなので単純なワークをご用意しました。

起きたら、五感を使いながら次の5つの質問を自分に問いかけてください。真っ先に思い浮かんだことを声に出してもよいでしょう。

1. 視覚に訴えるもので、私が感謝しているものは何だろう？
   例 ‖ ベッド、両脚、自宅

2. 聴覚に訴えるもので、私が感謝しているものは何だろう？
   例 ‖ 静けさ、キッチンから聞こえる子どもの声、隣にいるパートナーの息遣い

3. 嗅覚に訴えるもので、私が感謝しているものは何だろう？
   例 ‖ コーヒー、刈りたての芝生、衣類用洗剤

4. 味覚に訴えるもので、私が感謝しているものは何だろう？
   例 ‖ 歯磨き粉、ベッドサイドに置いた水、一口目のコーヒー

5. 触覚に訴えるもので、私が感謝しているものは何だろう？
   例 ‖ 肌触りのよいベッドシーツ、隣にいるペット、自分の体

たった1分半で、感謝していることが5つも思い浮かぶなんて、どれだけ奇跡的なことか考えてみてください。このワークを1日のうちに何度か行えば、あなたの人生は喜びにあふれるでしょう。

Third Quarter

下弦の月

今周期、あなたは人生の豊かさや感謝の心に意識を向けてきました。それでもなお、ネガティブな感情が湧きあがり、インテンションを引き寄せる妨げとなることがあるかもしれません。これは誰しも経験することです。

トラウマや痛み、あるいは怒りにとらわれるとは、正確にはそうした感情があなたの心に渦巻いているのだと言えます。ネガティブな感情は、いわば閉じ込められたエネルギーです。気持ちを楽にするには、閉じ込められたエネルギーを解放する必要があります。

ネガティブなエネルギーや感情を追い払うには、体を動かすことが効果的。初夏のさわやかな気候は、長時間のウォーキングに最適です。

ウォーキングで手放す

涼しい時間帯を見計らい、着心地がよくて気候に合ったウェアを身につけ、ウォーキングシューズを履きましょう。

歩き始める前に、ウォームアップをしましょう。楽な場所で腰を下ろしたら、軽くストレッチをし、深く呼吸をしてください。全身がリラックスしてきたと感じたら、「*体を動かすことで私は浄化され、痛みを手放すことができる*」と声に出して言います。この考えが心にインプットされるよう、３回繰り返します。

外へ出たら、元気よく歩き始めます。穏やかな音楽を聴きながら歩いてもよいでしょう。５分おきに立ち止まり、深く息を吸って吐いてから「*体を動かすことで私は浄化され、痛みを手放すことができる*」と呟きます。

気が済むまで歩いてください。家に戻ったら、再び軽くストレッチをし、最後に「体を動かすことで私は浄化され、痛みを手放すことができた」と言いましょう。

Waning Crescent 有明月

ここまで、あなたはインテンションを高めることにエネルギーを注ぎ、感謝の心を育んできました。さらに、人生の豊かさに気づく方法を学ぶことにも時間を費やしてきました。今回の周期を締めくくり、次の周期に備えるために、そろそろエネルギーをチャージしましょう。

次に紹介する瞑想は、ハートチャクラを開いたままにしておくために力を貸してくれます。ハートチャクラを開くことであなたは豊かさを維持し、ゆっくりと休んでエネルギーを回復できます。

おやすみ前の瞑想とビジュアライゼーションでハートチャクラを開く

1. 寝る準備が整ったら、部屋の電気を消し、ベッドに入って頭を枕の上に乗せます。
2. 目を閉じて呼吸をします。空気が鼻から入り、お腹を通り、口から出て行く様子を観察してください。気持ちが徐々に落ち着いてくるでしょう。
3. 鮮やかな緑色の葉っぱをたくさんつけた木の下で、寝そべっているところを思い描きます。あなたは、みずみずしく茂った芝生に包まれています。あなたを取り巻く世界は緑や生気に満ちていて、とても穏やかな気分を味わっています。
4. 草木の生命力があなたの体の中へ流れ込み、心を埋めつくしていく感覚に身を委ねます。あなたの心は緑色の明るい光で輝いています。緑はハートチャクラを象徴する色なので、このイメージトレーニングはハートチャクラが開いた状態になるよう導いてくれます。
5. イメージトレーニングを続けます。ワークの途中で眠りに落ちてもかまいません。
6. まだ起きていれば、息を吐き出し、自分の心に向かって「*ありがとう*」とささやきます。深い眠りについてください。

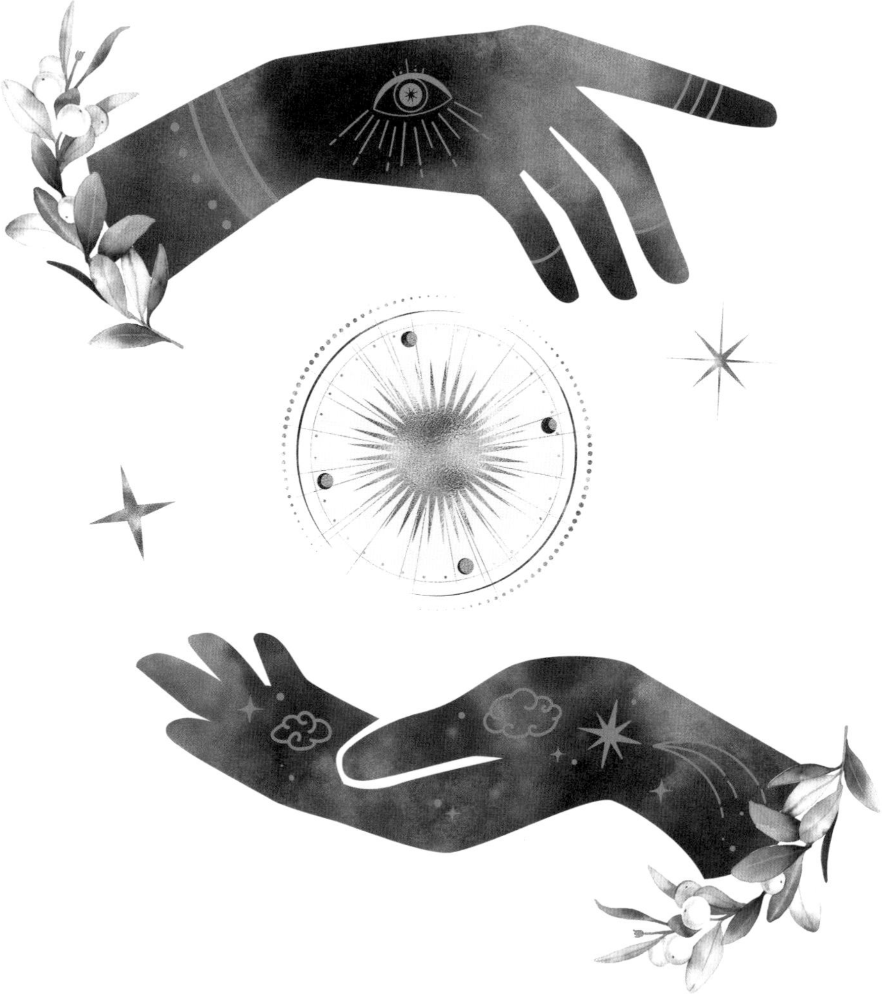

7月

JULY

Buck Moon

バックムーン

JULY THEME

7月のテーマ

「時に私たちは、
真実へと成長しなくてはならない」

H・G・ウェルズ
H.G. WELLS

7月になると真夏の太陽が照りつけ、同時に若い雄鹿がツノを生やします。ツノは、雄鹿の自立を表しています。つまり、ツノが生えてきた雄鹿は群れから離れて独り立ちする準備ができているということです。

7月は成長と成熟のときであり、あなたにとって自立を図るときです。自分には自由や権利、そして自信をもって決断をするための知性が備わっていることを認識しましょう。

新月のリチュアル

New Moon Ritual

成熟のテーマ（自立、自由、知性）に沿ったインテンションセッティングのリチュアルを行うことで、あなたは月の周期と調和できるようになります。

STEP 1 空間を整える

今周期のテーマに沿った空間をつくりましょう。子どもの頃の写真を飾って自分の成長を振り返ることで、成熟性を呼び覚ますとよいでしょう。自然や野生、あるいは若い雄鹿の写真を飾り、自立や自由が感じられる空間を演出してもよいでしょう。また、本を数冊積み重ねて置き、知性を表してもよいでしょう。さらには、自分にはバウンダリー（自分と他人を分ける境界線のこと。適切なバウンダリーを保つことで自分への理解を深めたり、自分を守ることができる）を引く能力が備わっていることを示すべく、それらの本を紐で縛って束ねます。イエロージャスパー（P.112）をもっている場合は、上腹部の近くで握りしめたり、先ほどの本の近くに置いておきます。リチュアルを始める前に祈りを捧げる場合は、成熟した強さに関連する言葉を口にしましょう（例：「自信」「知性」「有能」「決断力」）。

STEP 2 体をいたわる

トレイルミックス（グラノーラ、ドライフルーツ、ナッツ、シードなどを混ぜたもの。栄養価が高いことから、もともとは登山やハイキングの携帯用とされていた）をひとつかみ食べましょう。ナッツやベリーは、雄鹿の大好物です。

STEP 3 心を解放する

成熟を示すアファメーション

次で紹介するワークを行うと、体を感情や思考と一体化できます。頭、体、心が結びついていることは、成長・成熟のあかしです。

AFFIRMATION

成熟を示すアファメーション

①

床の上に座ったら、両脚をまっすぐ前に伸ばしましょう。両腕をしっかりと伸ばし、両手の指先をゆっくりとつま先に近づけてください。深く呼吸をします。心の中で「私は強くて賢い」と唱えたら、次は声に出して「私は強くて賢い」と言いましょう。

②

両脚を肩幅に開いて立ちます。前屈し、両手の指先をゆっくりとつま先に近づけてください。深く呼吸をします。心の中で「私は自由で、バウンダリーをしっかりと引くことができる」と唱えたら、次は声に出して同じように言いましょう。

③

両脚を肩幅に開いて立ちます。つま先立ちになり、両手を高く伸ばしてできるだけ背伸びをしてください。深く呼吸をします。心の中で「私は成熟していて、自分の責任は自分でとる」と唱えたら、次は声に出して同じように言いましょう。

バックムーンの日記のトピック

ひとつ前のワークが終わったら、日記（または紙）とペンを用意し、次のトピックに答えてください。

1. STEP 3のアファメーションをひとつずつ振り返ってみましょう。
   - ・アファメーションを唱えると、どんな気分になりますか？
   - ・これらのアファメーションはあなたにとって真実ですか？　なぜそう感じますか？「いいえ」と答えた場合、真実になって欲しいと思いますか？

2. 次に、自分だけのアファメーションを考えて書き出しましょう。「成熟」「成長」「自立」「自由」「知性」「強さ」「バウンダリー」をテーマにしてください。

STEP 4　インテンションセッティングを行う

成熟度を高めたら、次は明確なインテンションを設定しましょう。**引き寄せたいこと**に意識を向けます。先ほど考えたアファメーションと同じでも、新たに設定してもかまいません。インテンションを書き出し、声に出して読み上げます。終わったら、近所を走って一周してもよいでしょう。

バックムーンのインテンションの例

「私はこれまでに、さまざまな障害を克服してきた。これから先も、どんな困難だって乗り越えられる」

「自分のことは自分でわかっている。だから、自分の進むべき道を守るために、しっかりとバウンダリーを引くことができる」

STEP 5　クロージング・セレモニー

甘いアイスティーをコップ１杯飲みましょう。

BUCK MOON CRYSTAL

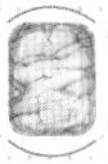

イエロージャスパー

バックムーンのパワーストーン

イエロージャスパーはエネルギーに満ちたストーンで、自己満足度を高める効果が期待できます。あなたが内なる知性とつながり、明確なバウンダリーを引くのをサポートしてくれるでしょう。ネガティブなエネルギーを吸収し、あなたを守ってくれます。さらには、個人的なエネルギーや自由と結びつけてくれるソーラープレクサスチャクラを整えてくれます。

あなたは自由を感じていますか？　イエロージャスパーは、あなたの心を自由にしてくれます。

このストーンの力を引き出すには、ブレスレットとして身につけたり、ベッドの横に置いたりするとよいでしょう。

Waxing Crescent 三日月

インテンションを高める取り組みを始めるよいタイミングです。今周期のインテンションは成熟、知性、バウンダリーに関連しているので、責任感や構造化に重きを置いたワークを生活に取り入れることがとても有効です。おすすめは盆栽。世話の仕方は種類によって異なるものの、どの種類にも共通して気をつけなければならないことがいくつかあるため、紹介します。

CARES FOR EVERY TREE
盆栽の世話の仕方

水やり
水を欲しがっていないか、よく観察しましょう。

土壌
適切な土壌を選びましょう。

肥料
必要に応じて肥料を加えましょう。

置き場所
生育に適した場所を選びましょう。

剪定
剪定ばさみで形を整えましょう。

植え替え
鉢の大きさが足りなくなってきたら、大きめの植木鉢に植え替えましょう。

盆栽を育てるワーク

用意するもの || 盆栽／日記とペン

1. 盆栽の置き場所を決めます。近くに日記とペンを置いておきましょう。
2. 盆栽の世話をするときは、その成長具合を振り返る時間をつくります。
3. 日記を開き、盆栽に目を向けます。前に盆栽を観察したときから見られる変化を書き出します。盆栽はどのように成長あるいは成熟しましたか？
4. 次は、自分自身に目を向けます。前に盆栽を観察したときから、あなたはどのように成長あるいは成熟しましたか？
5. 私たちは絶えず成長し、成熟しています。ゆっくりと観察する時間をつくらなければ、成長や成熟を見逃してしまうかもしれません。

上弦の月
First Quarter

行動を起こしたり決断をするのに最適な時期です。自分の決断を信じるには、成熟度を上げることで自己への理解や自信を深めなくてはなりません。次のワークは、自分の本当の強さに気づかせてくれるでしょう。

自分のヒーローになるワーク

「必要なものは、すべて自分の中にある」それに気づくことは、あなたが成熟した証です。それに気づいていないことは、あなたが人間味あふれる証です。自分について素敵な物語を書くことで、「必要なものは、すべて自分の中にある」と心の底から思えるようになり、***その考えを定着させましょう***。客観的に自分自身を見ることができるかもしれません。

用意するもの ‖ 紙切れを１枚とペン／額縁

1. 用意した紙切れに次の物語を書き写し、カッコの中を埋めていきます。
2. 額縁に入れ、ベッドの横に飾ります。書いた内容が自分にとって真実になるまで、毎朝読み返しましょう。

WRITE YOUR BEAUTIFUL STORY
自分についての素敵な物語

むかしむかし、あるところに（あなたの名前）という偉大な魂の持ち主がいました。
（名前）は（あなたの外見における魅力１）、（あなたの外見における魅力２）でした。
（名前）は（あなたの内面や能力における魅力１）、（あなたの内面や能力における魅力２）でもありました。あまねく人々が（名前）の生き方を羨み、尊敬したものです。
（名前）は世界を光で満たしました。（名前）は真の王／女王として知られ、自分らしく生きるその姿勢は、多くの人を感動させました。
（名前）は自立心、知性、成熟、自由とともに、末長く幸せに暮らしました。
めでたしめでたし。

十三夜の月
Waxing Gibbous

インテンションを引き寄せるには、調整や軌道修正が必要だと感じるようになるかもしれません。ならばどうするべきか具体的に考えようとしたときに雑念が入る場合は、ソーラープレクサスチャクラが閉じているのかもしれません。

ソーラープレクサスチャクラは上腹部のあたりに位置します。自立を促し、本能的な直感力を養うとされています。ソーラープレクサスチャクラが開いていると自信や自己肯定感が高まります。反対に閉じていると自分や他人に対して批判的になります。

ソーラープレクサスチャクラを開くエクササイズ

この本は月をテーマにしていますが、ここでは太陽の力を活用します。ソーラープレクサスチャクラは黄色に象徴され、太陽の黄色い光と結びついているからです。

1. 屋外へ出ます。座って、両手のひらと額を太陽に向けてください。
2. 目を閉じます。深く呼吸をし、リラックスしてください。
3. あなたを不安にさせているものを思い浮かべます。不安材料がお腹の中に影を落としていく様子をイメージしてください。
4. 両手のひらの中央と眉間で太陽の光を感じます。この3ヵ所を通って光が体の中へ入り、お腹へ向かって駆け巡っていく様子を思い描いてください。太陽の光がお腹の中に到達すると、あなたを不安にしていた影は消滅します。
5. 体中が光、喜び、自信、ぬくもり、強さで満たされていく感覚を味わいます。この光はいつもあなたの中にあり、好きなときに放つことができるのだと知っておきましょう。息を吐き出したら、目を開けてください。

Full Moon Ritual 満月のリチュアル

心の余裕をつくってインテンションを引き寄せるために、手放したいものに意識を向けます。

STEP 1 空間を整える

車や家の鍵を目に見える場所に置き、「所有」という概念を示しましょう。これまでのワークでイエロージャスパーを使ってきたのであれば、満月の下でパワーをチャージさせ、翌朝回収しましょう。このときに祈りを捧げる場合は、何かを手放すことに関連する言葉を口にしましょう（例：「知識」「真実」「自由」「所有」）。

STEP 2 体をいたわる

顎をマッサージし、コリをほぐしてください。

STEP 3 心を解放する

心の余裕をつくるには、心の中に自分だけのスペースをつくる必要があります。そのために、バウンダリーを設けましょう。バウンダリーとは、自分の幸せを守るために自ら定めるラインのこと。***バウンダリーを認識して引くこと***は、自分がどんな人間かを知り、他人に対してバウンダリーを明示するための第一歩です。

バウンダリーを認識するワーク

用意するもの ‖ 紙切れを２枚とペン

1. 紙切れを２枚とも縦半分に折り、中心に折り目をつけて開きます。
2. １枚目の紙の上部に「私は尊重されるべきだ」と書きます。左側には、自分が尊重されていると感じさせてくれる人物や物事を書き出します。
3. ２枚目の紙の上部に「私は尊重されないことを容認しない」と書きます。左側には、自分が尊重されていないと感じさせる人物や物事を書き出します。

4. それぞれの紙の右側に、あなたがその人物や物事に尊重されているあるいは尊重されていないと感じる理由を書き出します。

STEP 4 自分のためにならないものを手放す

紙の左半分をそれぞれ引きちぎり、書かれた人物や物事を手放しましょう。あなたのもとに残ったのは、右半分に書かれた「感情」です。これらの感情はあなたの基本的価値観であり、バウンダリーを適切に引くことで守っていかなくてはなりません。

バウンダリーを引くワーク

用意するもの ‖ 紙切れを１枚とペン／先ほどのワークで使った２枚の紙切れの右側

1. 新しい紙切れの上部に「私のバウンダリー」と書きます。
2. STEP3 のワークで、自分が***尊重されていると感じる理由***を書き出した紙を取り出します。書かれた内容をバウンダリーの基準に置き換え、「私のバウンダリー」の紙に書き出します（例：「自分の言葉に耳を傾けてもらえると、尊重されていると感じる」と書いたのであれば「私の言葉や意見には価値がある。同じように考えてくれる人を受け入れる」と置き換えるなど）。
3. STEP3 のワークで、自分が***尊重されていないと感じる理由***を書き出した紙を取り出します。書かれた内容をバウンダリーの基準に置き換え「私のバウンダリー」の紙に書き出します（例：「パーソナルスペースに踏み込まれると、尊重されていないと感じる」と書いたのであれば「私がいかにパーソナルスペースを大切にしているか、まわりの人にも伝えている」と置き換えるなど）。
4. このリストは自分が生きていくうえでの基準。いつでも読み返してください。

STEP 5 クロージング・セレモニー

満月の光を浴びながら、バックムーンのアファメーション*「私は強くて有能で、自分の人生は自分で決める」*を声に出して言い、息を吐き出します。このとき「尊重されていないと感じる」と書いたほうのリストを燃やしてもよいでしょう。

Waning Gibbous 居待月

あなたは自立や所有をテーマにインテンションを育むための努力をしてきました。今周期も後半となり、何らかの成果が出てきた頃ではないでしょうか？　今こそ、感謝の気持ちを抱くのに最適なタイミングです。ここでは自分自身に感謝しましょう。

「私を守ってくれる、自分」に感謝するワーク

用意するもの ‖ 日記とペン

1. 日記とペンを取り出します。
2. ページの上部に「私は、自分に守られている」と書きます。その下には、自分で自分を守るためにしていることを10個書き出します。「自分の身を守るため、月に１回護身術を習っている」「心の健康を保つため、定期的にカウンセリングを受けている」といったわかりやすいものでも、「自分の体力に気を配り、決して無理をしない」「虫歯にならないよう、毎晩デンタルフロスを使っている」といった地味なものでもかまいません。正しい答えはないので、あなたが自分を守ったり健康を維持するために行っていることであれば、なんでも書いてください。
3. まずは自分のためにしていることをひとつ、感謝のアファメーションに置き換えます。たとえば「自分の身を守るため、月に１回護身術を習っている」と書いたのであれば、*「私の身の安全を守るために、時間や労力を費やしてくれて、ありがとう」*と自分に向かって声に出して言いましょう。
4. 残り９つのアファメーションも同様に行います。

Third Quarter

下弦の月

この時期になると、怒りの感情が湧きあがったり、ネガティブな思考が浮かんでくるかもしれません。思考がネガティブになっていたら、平穏で静かなマインドセットに切り替えてください。

気分を明るくするには、外へ出るのが一番です。とはいえ、生活スタイルや天候によっては、自然の中に身を置くのが難しい場合もあるでしょう。

自然の音でプレイリストを作成すれば、野生の中に飛び込まなくても自然の恩恵を享受することができます。自然の音を聴くことで血圧が下がり、ストレスホルモンとも呼ばれるコルチゾールが減少することは、科学的にも証明されています。

自然の音のプレイリストを作成する

用意するもの ‖ 日記とペン

1. スマートフォンまたはパソコンで「心を落ち着かせる」というタイトルのプレイリストを作成しましょう。プレイリストは iTunes や Spotify などの音楽サーバーまたは YouTube などのウェブサイトを使って作成するのもよいでしょう。
2. 自然の音を探します。音楽つきのものでも、そうでなくてもかまいません。
3. 好きな音を見つけたら、プレイリストに追加します。降り注ぐ雨の音、木々の間を通り抜ける風の音、打ち寄せる波の音など、特定の音に惹きつけられるかもしれません。そうした特定の音を心の赴くままに検索してもよいでしょう。
4. プレイリストの合計再生時間が 30 分になるまで、音を追加していきます。
5. 長期的に心を落ち着かせる効果を得るには、プレイリストを週に 3 回以上再生します。

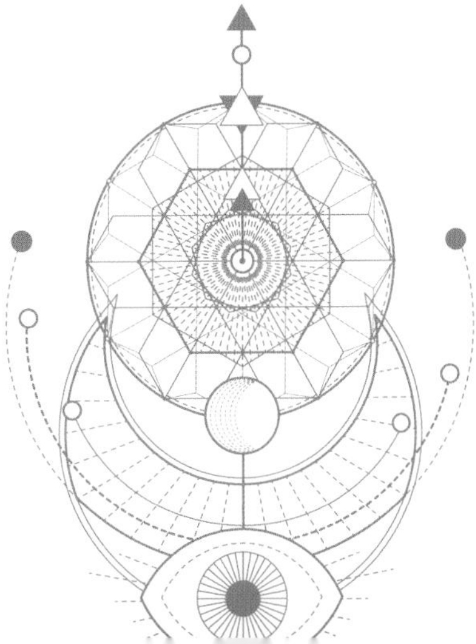

Waning 有明月 Crescent

今周期、あなたは成熟度を高めるためにエネルギーを注いできました。次の周期に備えるために、そろそろリフレッシュしましょう。

リフレッシュするためには、休息を優先させることがとても大切です。心と体を落ち着かせるのに慣れてくれば、睡眠の質が向上します。不安や雑念が多いと、体がこわばったり思考がネガティブになるかもしれません。意識的にリラックスすることでこうしたこわばりをほぐし、アファメーションを唱えてネガティブな思考をポジティブな思考に切り替えましょう。

体と心をリラックスさせるエクササイズ

1. 寝る準備が整ったら、ベッドに入って横たわります。
2. 頭を枕の上に乗せ、目を閉じて呼吸をします。リラックスしましょう。
3. 意識を頭のてっぺんに集中させたら、力を抜いてリラックスさせます。*「私は自分の髪が大好き」*と心の中でつぶやきましょう。次は意識を額に集中させ、力を抜いてリラックスさせます。*「私は自分の額が大好き」*または*「私は自分の肌が大好き」*と心の中でつぶやきましょう。頬、首、両肩も同じように行います。
4. 意識を足元へ向かって移動させながら、体の各パーツに集中させます。それぞれのパーツをリラックスさせるたびに*「私は自分の（体のパーツ）が大好き」*と心の中でつぶやきましょう。意識がつま先に向くまで続けてください。
5. 次は反対に、つま先から頭のてっぺんまで意識を移動させながら同じことを行います。
6. これを何日か続けて行います。そうすれば、寝る前にリラックスして自分の体を愛する習慣が身につくでしょう。

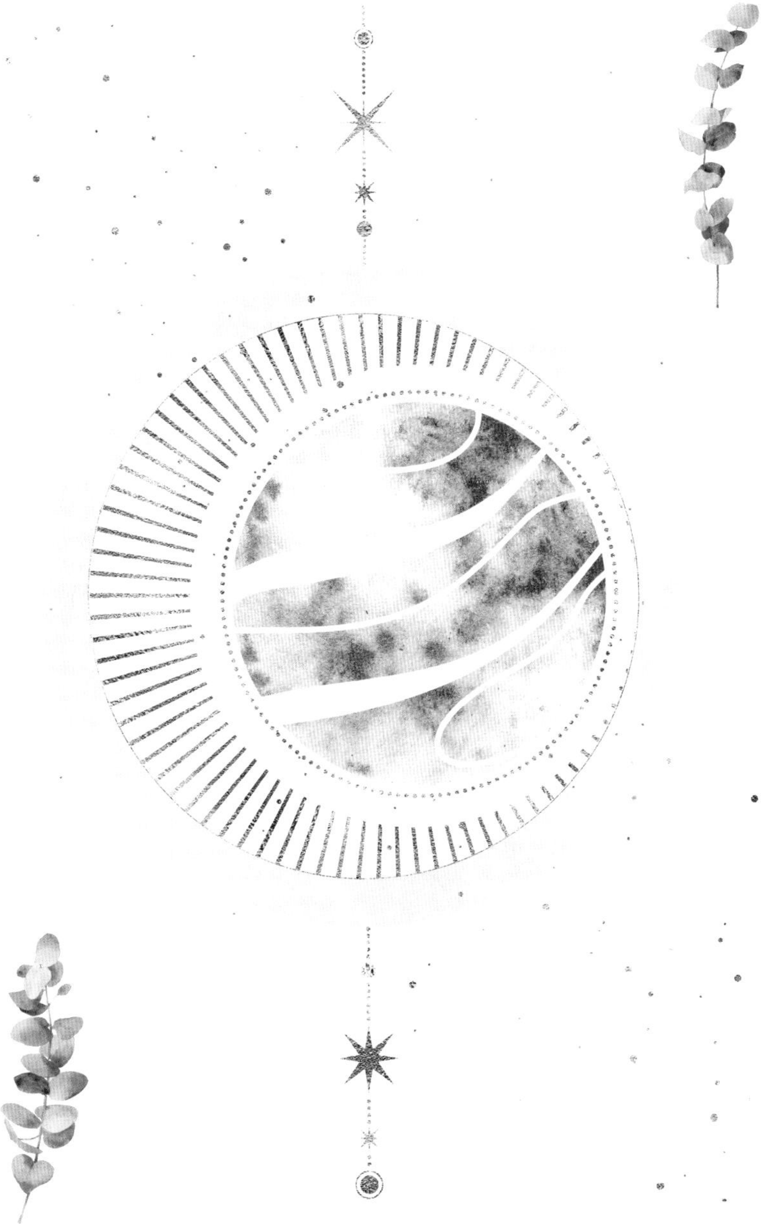

CHAPTER 2 | JULY ● BUCK MOON

8月

AUGUST

Sturgeon Moon

スタージョン
ムーン

AUGUST THEME

８月のテーマ

「魚を１匹与えてやれば、
相手は１日生き延びることができる。
魚の捕り方を教えてやれば、
相手は人生を生ききることができる」

マイモーン
MAIMONIDES

毎年８月になると北米の五大湖にチョウザメ（スタージョン）の大群が現れることから、「スタージョンムーン」とその名がつきました。

しかし、チョウザメがどれだけ大量に発生しようとも、捕獲するうえで忍耐力や信念が必要となることには変わりありません。チョウザメが餌に食いつくまで待つ必要があるからです。

かつて、通貨の代わりに魚が使われていた時代もありました。そのため、チョウザメ漁の例に見る豊かさ、忍耐、信念といった概念は現代の通貨、つまり「お金」に当てはめることができます。

今周期は経済的な豊かさやあらゆるチャンスに感謝しましょう。経済的な豊かさを手に入れるには綿密な計画、忍耐力、そして信念が必要となります。

New Moon 新月のリチュアル Ritual

このリチュアルを行うことで、豊かさをテーマとした明確なインテンションを設定することができます。

STEP 1 空間を整える

経済的な豊かさを示すアイテムを取り入れてください。近くにコインを置いたり、高価なアイテムや豪華な場所の写真を飾ったり、あなたにお金が降ってくるよう、雨の音を流してもよいでしょう。レッドタイガーアイ（P.126）を持っている場合は、財布の中に入れておきます。祈りを捧げる場合は、経済的な豊かさを連想させる言葉を口にしましょう（例：「繁栄」「富」「チャンス」「功績」）。

STEP 2 体をいたわる

自分へのご褒美に、シャルキュトリーボード（食肉加工品やチーズ、ナッツ、フルーツなどの盛り合わせプレート）を用意しましょう。

STEP 3 心を解放する

今周期のテーマ（経済的な豊かさ）に沿って、豊かさを引き寄せる祭壇をつくりましょう。祭壇とは、リチュアルを通して私たちの体が目に見えない何かとつながるためにある神聖な空間です。つまり、あなたが思いをめぐらせたり、意識を集中させたり、瞑想したり、特定の何かについて祈りを捧げる場所です。

豊かさを引き寄せる祭壇づくり

◈ 場所

ベッドサイドテーブルやメイク台など毎日目に入る場所でも、使っていない部屋やクローゼットの棚などあまり目につかない場所でもかまいません。あるいは、風水鑑定を受けて、あなたの自宅で豊かさに結びついている場所を教えてもらってもよいでしょう。

浄化

セージやパロサント（スペイン語で「聖なる樹」を意味し、アメリカ先住民が浄化の儀式に使用していた天然香木）をもっている場合は火を灯し、負の空間を浄化してください。準備が整ったら「*ネガティブなエネルギーはすべて消え去った。ここはポジティブで、愛に満ちた、偽りない物事のためにある空間だ*」と言います。

アイテム

あなたにとって経済的な豊かさを表すアイテムを用意します。あなたが尊敬していて、お金を惹きつける才能がある人物の写真を飾ってもよいでしょう。あるいは高価なアイテムやあなたが切望する物事（理想の家やいつかバカンスで訪れたい場所など）の写真でもかまいません。火、地、水、風の４つの元素をすべて取り入れてください。たとえばキャンドルで火と風を、パワーストーンで地を表します。水が流れる小さなオブジェや水中の写真を用意してもよいでしょう。祭壇を飾るときは、創造力を発揮してください。あなたが元気づけられ、美しいと思える祭壇をつくり上げるのです。

祈り

「*祭壇は聖なる空間で、富や豊かさを引き寄せてくれる。私は祭壇がもつエネルギーとつながること、そしてそのことがもたらす恩恵に感謝している*」と言葉にします。

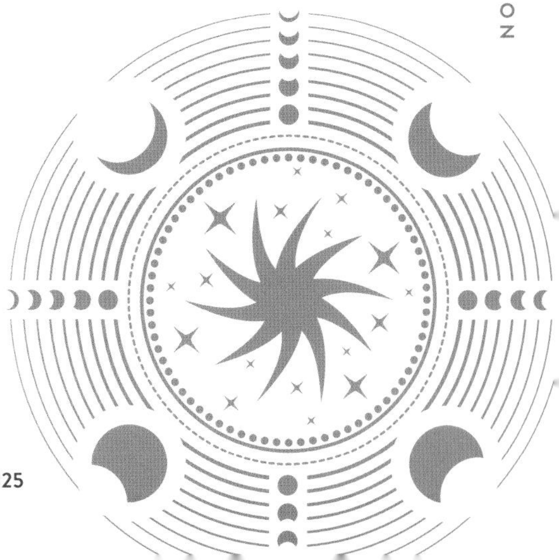

STEP 4　インテンションセッティングを行う

豊かな気持ちになったら、次は明確なインテンションを設定しましょう。**引き寄せたいこと**に意識を向けます。それを書き出し、声に出して読み上げます。千円札に書いて、財布の中にしまっておいてもよいでしょう。

スタージョンムーンのインテンションの例

「お金は苦労せずとも舞い込んでくるもの。私はそのことに感謝している」

「私はエネルギーや才能を戦略的に使い、財産を増やし続けている」

STEP 5　クロージング・セレモニー

小さなメモ用紙に*「ありがとう♥」*と書き、財布の中にしまっておきましょう。

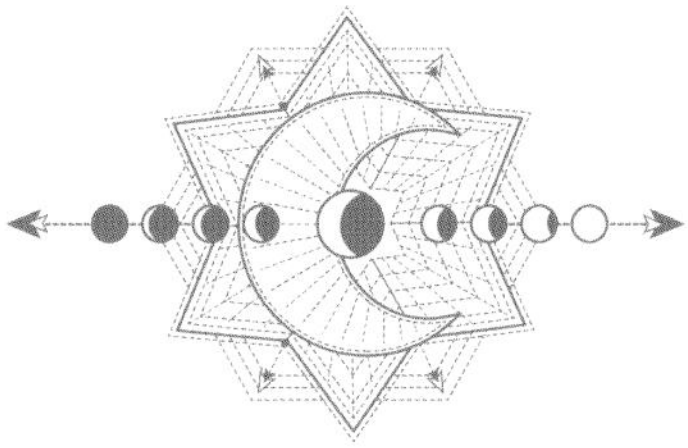

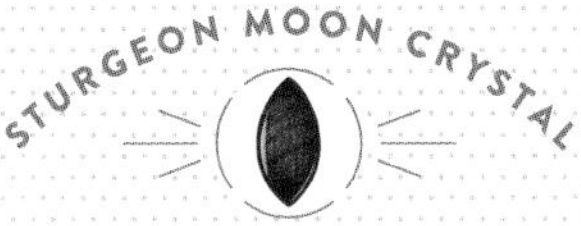

レッドタイガーアイ

スタージョンムーンのパワーストーン

レッドタイガーアイは深い赤茶色のストーンで、行動力を授けてくれることで知られています。富、豊かさ、エネルギーを引き寄せる効果が期待できます。さらに、安定や生存に結びついているルートチャクラを整えてくれます。

あなたは、自分の安定感や生存性に意識を向けていますか？　レッドタイガーアイは、あなたが安定感や生存性を高めるために力を貸してくれます。このストーンの力を引き出すには、財布の中にしまっておくとよいでしょう。

Waxing Crescent
三日月

このフェーズは、設定したインテンションを高めるのに最適なときです。インテンションを高める方法のひとつとして、目標に向かってエネルギーを注ぎ続けることが挙げられます。

そのためには、責任感が必要となります。責任感をもつとは、自分や他人との約束を守ることです。次で紹介するワークは、責任感をテーマにしています。

金のなる木を育てる

用意するもの	金のなる木の鉢植え （正式には「クラッスラ・ポルツラケア」という、ベンケイソウ科クラッスラ属の多肉植物） 紙切れを１枚とペン

1. 金のなる木の置き場所を選びます。このとき、生育環境と風水を考慮しましょう。金のなる木は日当たりがよく、一定の温度が保たれる環境を好みます。また、風水によると玄関を入って左後ろの方位が金運を上げるとされています。こうした点を参考にしながら、金のなる木を置くのにぴったりな場所を選んでください。
2. 毎日様子を見ます。土の表面が乾いていたら、まんべんなく水をあげてください。
3. 金のなる木の様子を見るたびに、お金に関係する約束事を取り決め、ひとつずつ紙に書きます（例：「毎日500円ずつ貯金する」「月末までに貯金用の口座を開設する」など）。
4. この紙は捨てずにとっておき、今周期が終わるときに折りたたんで財布の中に保管します。そうすることで、自分で決めた約束事を覚えておくことができ、ポジティブなエネルギーを保つことができるでしょう。

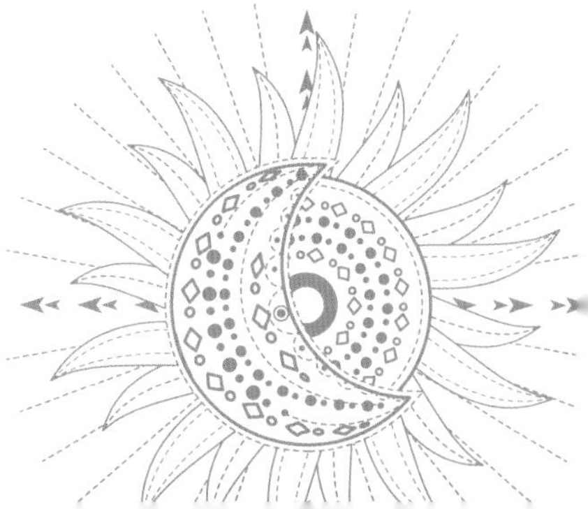

上弦の月
First Quarter

上弦の月は行動力や決断力を後押ししてくれるので、このフェーズはお金の計画を立てるのに最適なタイミングです。この計画の目的は、信じること。どのように目標を達成するかではなく、結果を引き寄せることにだけ意識を向けてください。

お金を引き寄せるイメージトレーニング

新月のリチュアルで作成した祭壇の前に座り、目を閉じます。深く呼吸をし、リラックスしてください。雨がしとしと降るように、あなたのまわりにお金が降ってくる様子を思い描きます。このお金はすべてあなたのもので、際限なく降ってきます。***さあ、どんな気分になりましたか？***

バケットリストをつくるワーク

用意するもの ‖ 紙切れを１枚とペン／赤い紐

1. 豊かなマインドセットが身についたら、紙の上部に「私のバケットリスト」と書きます（バケットリストとは、死ぬまでにやりたいことのリスト）。引き続き、お金が際限なく降ってくる様子を思い描き、自分にこう問いかけてみましょう。「*お金が無限にあったら、私は生きているうちに何をするだろう？*」
2. **1**の質問に対する答えをいくつか考えたら、番号を振って書き出していきます。

   例 ‖
   - ６万坪の私有地を手に入れて、たくさんの犬を保護する
   - パリを訪れる。それも、２回
   - 姉妹と一緒に南国でバカンスを楽しむ

3. リストが１枚に収まらなければ、紙を何枚か使ってもかまいません。
4. リストが完成したら、紙を筒状に丸めて赤い紐で結びます。風水において、赤は繁栄を象徴する色です。豊かさを引き寄せる祭壇の近くに置いておきましょう。

Waxing Gibbous 十三夜の月

これまでの行動を振り返り、インテンションの引き寄せがうまくいっていないと感じたら軌道修正を行いましょう。軌道修正を行ううえで重要となるのは、最終目的を忘れないようにすることです。この修正によって目的まで変えてしまわないよう、気をつけてください。

目的を見失わないためには、インテンションを忘れないよう視覚的なリマインダーをつくってください。

バケットリストのビジョンボード

用意するもの　大きめの厚紙／はさみ／雑誌／のり／Pinterest（お気に入りの画像や動画を保存し、ボードに整理するオンラインサービス）などオンラインのビジョンボード

1. 豊かさを引き寄せる祭壇に置いておいたバケットリストを使います。紐をほどき、紙を開いてください。リストに書いてあることをひとつずつ声に出して読み上げましょう。声に出して読み上げることで、バケットリストがアファメーションになります。
2. 厚紙と雑誌、あるいはPinterestなどを使って、バケットリストに書き出したものを表す写真を探します。写真を切り取って厚紙に貼りつけたり、オンラインで保存したりしてビジョンボードをつくりましょう。
3. これで、あなたのモチベーションを上げてくれる視覚的なリマインダーが完成しました。インスピレーション、エネルギー、ビジョン、集中力、モチベーションが足りないと感じたら、バケットリストのビジョンボードに目を向けてください。自分の望んでいるものが明確になり、やる気が出てくるでしょう。

Full Moon Ritual

満月のリチュアル

心の余裕をつくってインテンションを引き寄せるために、手放したいものに意識を向けます。

STEP 1 空間を整える

新月のリチュアルと同じ空間をつくり直しましょう。バケットリストのビジョンボード（P.129）を見えるところに置き、経済的な豊かさに意識を向けます。これまでのワークでレッドタイガーアイを使ってきたのであれば、***STEP3が終わったら***、屋外で月の光の下に置いてパワーをチャージ。ストーンは、朝日が昇る前に回収してください。このときに祈りを捧げる場合は、何かを手放すことに関連する言葉を口にしましょう（例：「再生」「チャンス」「明瞭」「自由」）。

STEP 2 体をいたわる

こめかみをマッサージして、気分を落ち着かせましょう。

STEP 3 心を解放する

ルートチャクラを開き、お金が入ってくるのを邪魔しているメンタルブロックを取り除きましょう。ルートチャクラは尾骨に位置します。色は赤に象徴されるので、レッドタイガーアイがあれば握りしめておきます。ルートチャクラが開いているとあなたは安定し、地に足がつき、お金が舞い込んできます。あなたが安定せず、地に足がつかず、お金に困っていたら、ルートチャクラが閉じているのかもしれません。

赤い紐を使ったルートチャクラのビジュアライゼーション

1. 静かで居心地のよい場所を見つけたら、そこに座ります。目を閉じ、一定のリズムで深い呼吸をします。心が安らぎ、落ち着いてくるでしょう。

2. あなたのまわりに、お金が際限なく降ってくる様子を思い描きます。
3. あなたはお金をつかもうとしますが、動けません。ルートチャクラが赤い紐で誰かまたは何かにつながれていて、身動きがとれないからです。
4. 自分にこう問いかけます。*「私がお金をつかむのを邪魔しているのは、誰？あるいは何？」*。赤い紐の反対側を握っている人物または物を思い浮かべます。
5. 次は、自分にこう問いかけてます。*「私が豊かさを手に入れるのを邪魔しているのは、誰あるいは何？」*。答えが思い浮かぶたびに、その人物あるいは物が、あなたのルートチャクラとつながっている赤い紐の反対側を握っている様子を想像します（例：悲観的な友達、不安、「あなたは絶対に大物になれない」と言ってきた大人、怠慢など）
6. 思いつく限りの答えを思い浮かべます。たくさんの紐が足かせとなり、自分ががんじがらめになっていることに気づきましょう。

STEP 4　自分のためにならないものを手放す

次のビジュアライゼーションを行い、あなたのメンタルブロックを取り除きましょう。

紐を断ち切ってルートチャクラを開くビジュアライゼーション

1. 赤い紐に引っ張られているのを感じてください。次に、ゴールドの鋭いはさみを手にしている自分を思い描きます。
2. １本目の紐を引っ張っている人物あるいは物を認識し、ゴールドのはさみで紐を切ります。*「（紐につながっていた人物あるいは物）は、私が経済的な豊かさを手にするのを邪魔することはできない」*と声に出して言いましょう。
3. 残りの紐も同じように切っていきます。
4. 息を吐き出します。*「私が経済的な豊かさを手にするのを邪魔していたメンタルブロックをすべて取り除いた」*と声に出して言いましょう。

STEP 5　クロージング・セレモニー

満月の光を浴びながら、*「私は際限のない経済的な豊かさを満喫していて、お金は苦労せずとも舞い込んでくる」*と声に出します。そして、息を吐き出します。

居待月
Waning Gibbous

このフェーズでは、感謝の気持ちを表しましょう。そのためには、今ある経済的な豊かさに気づき、今周期の初めに設定したインテンションから得たものを認識する必要があります。

感謝のガーランドをつくるエクササイズ

用意するもの ‖ インデックスカードを10枚／ペン／お気に入りのシール（適宜）／パンチ／釣り糸または赤い紐

1. 静かで居心地のよい場所を見つけたら、そこに座ります。深く呼吸をして「今、この瞬間」に意識を向けます。
2. まず、インデックスカードを１枚手に取ったら、無地の面を表にし、縦向きに置きます。自分が感謝していることを書き出してください。今周期のテーマは「お金」なので仕事、投資、支払い済みの負債、何らかのチャンスについて書くとよいでしょう。
3. 残りの９枚も同じようにします。
4. お気に入りのシールがあれば、カードに貼ってかわいくします。
5. インデックスカードの上部中央に穴を開けます。
6. まず、インデックスカードを１枚手にとり、釣り糸（スタージョンムーンの周期なだけに）または赤い紐を穴に通してカードの上部で結びます。残りの９枚も同じように結んで、ガーランドをつくります。
7. 完成したガーランドを飾りましょう。

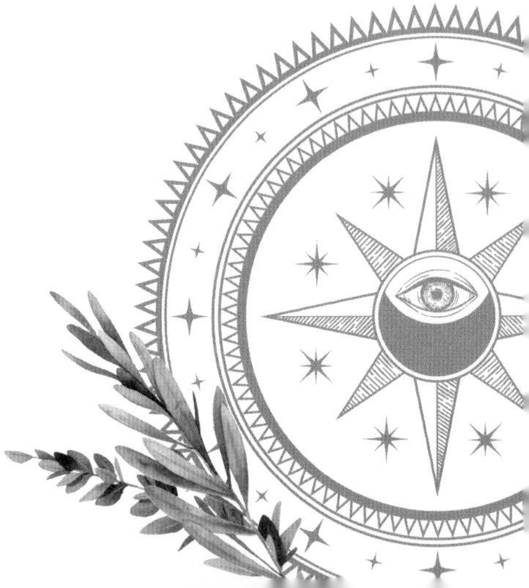

Third Quarter 下弦の月

もしあなたがネガティブな感情にとらわれているのであれば、このタイミングで手放しましょう。ネガティブなエネルギーは体の中、特に足に溜まりやすいとされています。

こうしたネガティブなエネルギーを解放するには、ツボ押しも効果的です。ツボを刺激することで、気のめぐりがよくなります。

ネガティブなエネルギーを手放す ツボ押しのエクササイズ

太衝《たいしょう》のツボ

足の親指と人差し指の骨をたどっていき、それらの骨が交わる手前のくぼみが大衝のツボです。不安、ストレス、怒りを抱えているときには、このツボを押すと効果的です。手の指を使って、両足にある太衝のツボを数秒ずつ刺激したら、「*私から経済的な豊かさを遠ざけている不安、ストレス、怒りをすべて手放す*」と言いましょう。

申脈《しんみゃく》のツボ

外くるぶしの真下のくぼみです。恐怖や焦りを感じているときには、このツボを押すと効果的です。両足にある申脈のツボを数秒ずつ刺激したら、「*私から経済的な豊かさを遠ざけている恐怖や焦りをすべて手放す*」と言いましょう。

丘墟《きゅうきょ》のツボ

外くるぶしの前のくぼみです。精神的に不安定な状態だと感じているときには、このツボを押すと効果的です。両足にある丘墟のツボを数秒ずつ刺激したら、「*私から経済的な豊かさを遠ざけている精神的に不安定な状態をすべて手放す*」と言いましょう。

有明月 Waning Crescent

ここまで、あなたはインテンションを高めるためにエネルギーを注いできました。今回の周期を締めくくり、次の周期に備えましょう。

今周期は、風水の考えについても学びました。次のワークでは、風水の法則に従って部屋の模様替えを1時間かけて行います。そうすれば、今後も豊かさを引き寄せ続けることができるでしょう。

風水を活用して60分で豊かさを手に入れる

前半の30分では、家全体に着目します。

玄関

幸運を呼び込むには、よい気を招き入れる玄関をつくりましょう。きれいに掃除をしたら、必要に応じて観葉植物、照明、玄関マットを揃えてください。

コンロ

風水では、富を引き寄せるためにキッチンコンロはとても重要とされています。必ず清潔に保ち、1日に1回は火を点けてポジティブなエネルギーを招き入れましょう。

後半の30分では、豊かさに関連した方位（玄関を入って左側）に着目します。このエリアには、次の要素を取り入れましょう。

水

水には癒やし効果があり、金運を上げてくれます。

紫またはゴールド

これらの色は金運に関連しています。

高価なアイテム

あなたが価値を感じているアイテムを飾れば、自分がすでに手にしている豊かさを再認識できます。

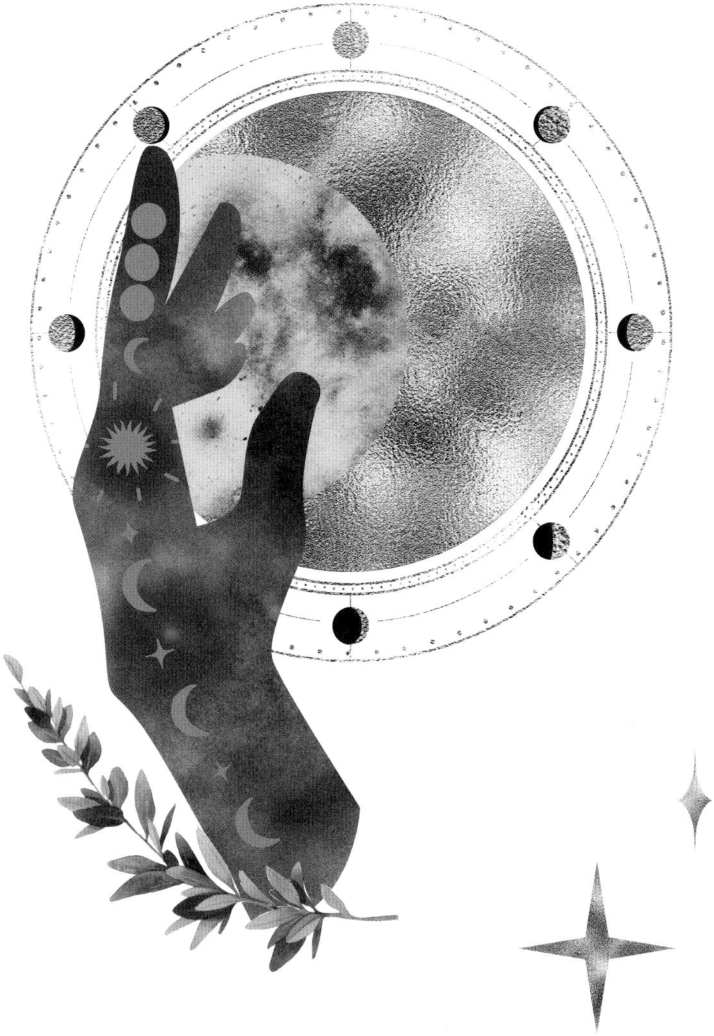

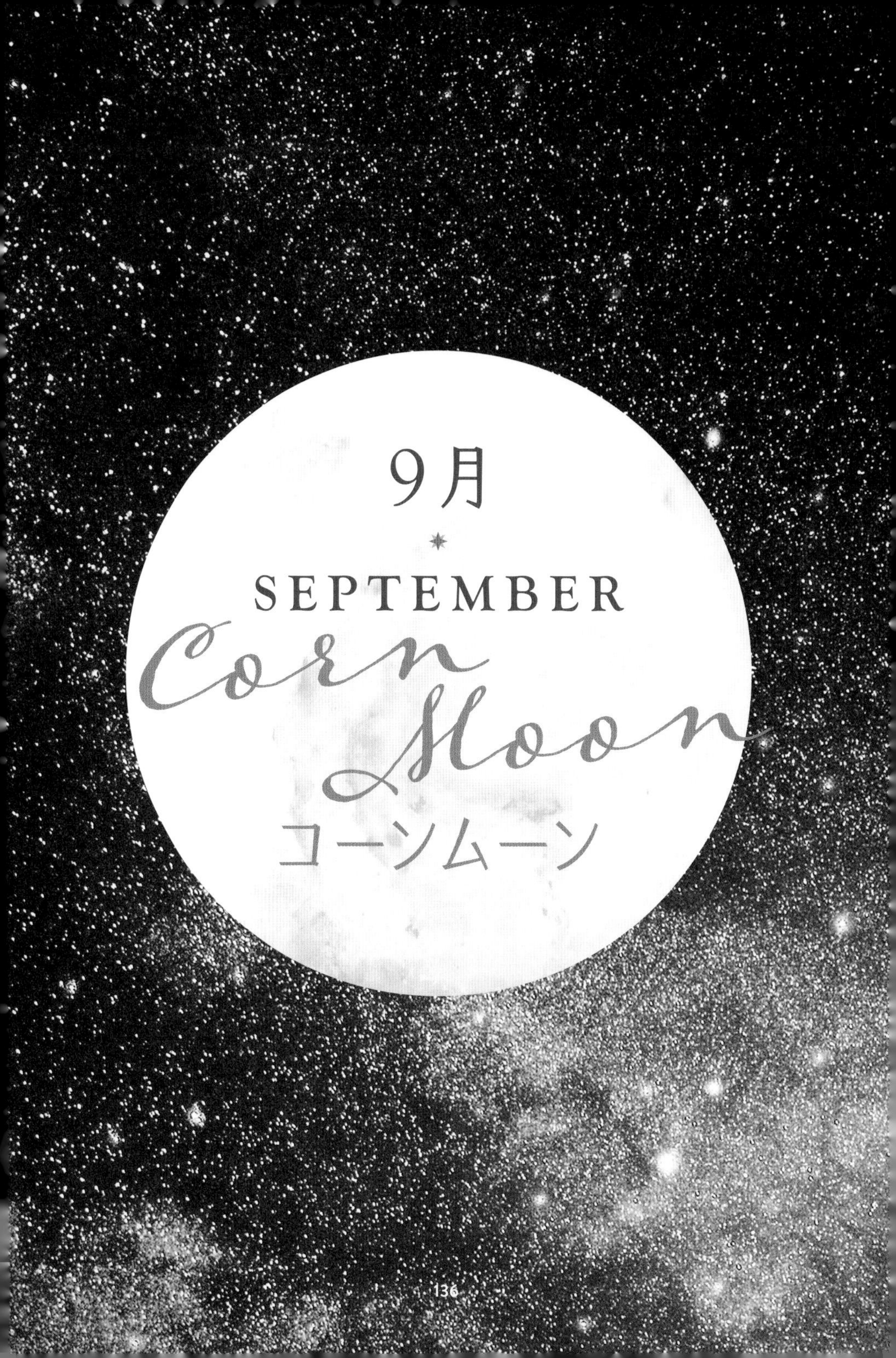

9月

SEPTEMBER

Corn Moon

コーンムーン

SEPTEMBER THEME

９月のテーマ

「繰り返す行動が人格をつくる」

ショーン・コヴィー
SEAN COVEY

トウモロコシは、アメリカ先住民にとって主食となる作物です。９月になるとトウモロコシの収穫が行われたことから、「コーンムーン」の名がつきました。

自分の食生活にとって何が重要かだけでなく、自分の人生にとって何が重要か知っておくことが成功の鍵を握ります。

今周期は自分の人生にとって何が重要か気づいたり、自分にとって大切かつ必要なもの、習慣、人物に意識を向けましょう。さらには、セルフケアの基本となる５つの要素（身体、精神、感情、スピリチュアル、社会性）を強化してください。

New Moon 新月のリチュアル Ritual

ここで紹介するインテンションセッティングのリチュアルは、セルフケアを通して自分にとって何が重要か気づくことに力を入れています。

STEP 1 空間を整える

視覚化できるセルフケアを取り入れてください。たとえば栄養価の高い食べ物、影響力の強い本、観るとハッピーな気分になれるお気に入りの映画、キャンドル、大切な人の写真などを飾れば、自分を気にかけるためのさまざまな方法を定期的に思い出せます。瞑想音楽や自然の音を流し、スパのような雰囲気を演出してもよいでしょう。セレナイト（P.139）をもっている場合はネックレスとして身につけたり、見える場所に置いておきます。リチュアルを始める前に祈りを捧げる場合は、セルフケアに関連する言葉を口にしましょう（例：「健康」「マインドセット」「調和」「ケア」）。

STEP 2 体をいたわる

コーンムーンにちなんで、ポップコーンを食べましょう。

STEP 3 心を解放する

セルフケアがどんな恩恵をもたらしてくれるか理解するには、セルフケアを最大限に活用した自分の姿を思い描くところから始めましょう。

「最高の自分」のビジュアライゼーション

1. 居心地のよい場所を見つけて座ったら、目を閉じます。深く呼吸をし、リラックスしてください。
2. 10年後の自分を想像します。さまざまなセルフケアの習慣やルーティンを身につけたあなたは「最高の自分」になったと実感しています。つまり健康的で、満たされ、パワーに満ち、幸せな状態です。

3. 最高の自分をじっくりと観察します。見た目はどんな感じですか？　服装は？　仕事は？　交友関係は？　日常生活は？　自由時間はどう過ごしていますか？　**最高の自分になると、どんな気分ですか？**

コーンムーンの日記のトピック

ひとつ前のワークが終わったら、日記（または紙）とペンを用意し、次のトピックに答えてください。

1. 想像した最高の自分は、どんなやり方で身体的なセルフケアを行っていますか？
2. 想像した最高の自分は、どんなやり方で精神的なセルフケアを行っていますか？
3. 想像した最高の自分は、どんなやり方で感情的なセルフケアを行っていますか？
4. 想像した最高の自分は、どんなやり方でスピリチュアル的なセルフケアを行っていますか？
5. 想像した最高の自分は、どんなやり方で社会性のセルフケアを行っていますか？
6. 上記の答えを振り返り、**すでに実践している**セルフケアがあれば下線を引きます。
7. 上記の答えを振り返り、**これから実践したい**セルフケアがあれば丸で囲います。
8. 日記、または紙切れに「私のセルフケア計画」と書いたら、先ほど下線を引いたり丸で囲った箇所をすべて書き出しましょう。これまでの習慣を続けたり、新しい習慣を取り入れたりするためのリマインダーにしてください。

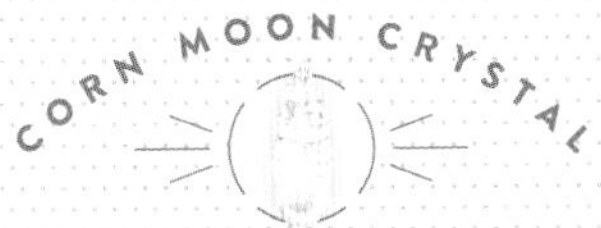

セレナイト

コーンムーンのパワーストーン

セレナイトは半透明の白いストーンです。ギリシャ神話に出てくる月の女神「セレーネ」からその名がつき、天界や月につながっているとされます。ポジティブなパワーをもたらし、心を元気にしてくれるでしょう。セレナイトのパワーは持ち主の気持ちを高め、すべてのチャクラを整えてくれます。チャクラが整うと「最高の自分」と結びつき、安定感を増し、はっきりとしたビジョンを描くことができます。

このストーンの力を引き出すには、アクセサリーとして身につけたり、寝るときに枕の下にしのばせておくとよいでしょう。

STEP 4 インテンションセッティングを行う

「最高の自分」がイメージできたら、次は明確なインテンションを設定しましょう。**引き寄せたいこと**に意識を向けます。P.139の「コーンムーンの日記のトピック」で、丸で囲ったセルフケアに意識を向けてもよいでしょう。それを書き出し、声に出して読み上げます。付箋に書いて鏡に貼ってもかまいません。

コーンムーンのインテンションの例

「私はセルフケアを大切にしていて、自分に合ったルーティンを毎日実践している」
「私は週に3回ランニングを行うことで、心身をケアしている」

STEP 5 クロージング・セレモニー

自分自身を抱きしめながら*「1日も欠かさず、あなたのことをケアする」*と約束しましょう。

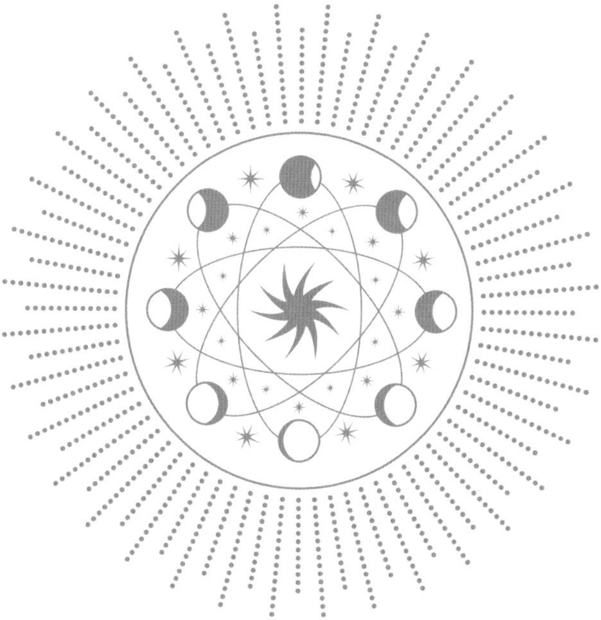

Waxing Crescent

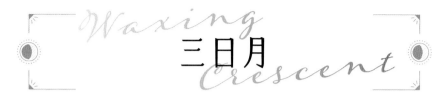

三日月

身体的なセルフケアは、あらゆるセルフケアの基盤となります。こうした基盤を築いてインテンションを高めるため、栄養と生命をあわせもつ「ハーブ」を育てましょう。

窓辺のハーブガーデン

用意するもの
底穴がある４号程度の植木鉢を４つ／鉢皿を４つ／
日照時間が６時間以上ある窓辺のスペース／培養土／
スコップまたは大きめのスプーン／
ポットに入ったハーブを４種類まで／肥料

1. 明るくて日当たりのよい窓辺に鉢皿を用意し、その上に底穴がある植木鉢を置きます。
2. それぞれの植木鉢に、培養土を敷き詰めます。
3. ハーブを植木鉢に植え替えます。植木鉢ひとつにつき、ハーブは１種類にしてください。培養土を足します。
4. 水をまんべんなくあげます。
5. 土がしっかり乾いたら、その都度水をあげます。水やりのタイミングを見極めるには、フィンガーテストが有効です。指先を土の中に突っ込み、表面の５センチ程度が乾いていたら水をあげます。ゆっくりと水をあげて、肥料に浸透させてください。大体の目安ですが、水やりは週に２回程度で十分でしょう。
6. ハーブの成長が遅いと感じたら、定期的に肥料を足します（夏場は週に１回、冬場は月に１回）。
7. 摘んだハーブをふんだんに使い、食事に香り、楽しさ、栄養をもたらします。

上弦の月

First Quarter

決断力や行動力を鍛えたり、困難を乗り越えるのに最適な時期です。そのためには、雑念を払って神経を研ぎ澄ます必要があります。脳をクリアにするには、精神的なセルフケアを行うとよいでしょう。

脳のトレーニングにおすすめの書籍リスト

次に紹介する書籍は紙の本で読んでも、電子書籍をダウンロードして読んでもかまいません。あるいはオーディオブックをダウンロードして散歩しながらヘッドホンで聴けば、身体的なセルフケアと精神的なセルフケアを同時に行えます。

BRAIN TRAINING BOOKLIST
おすすめの書籍リスト

『傷ついた私を助けてくれたこと』
レイチェル・ホリス著
（パンローリング）

最初に紹介するのは、まるでガールズトークのような、多くの人が共感できる本です。親友とワインを読みながらおしゃべりしているような気分で読めるでしょう。著者の実体験をもとに、「幸せは自分でつくれる」ということを教えてくれます。

『ザ・シークレット』
ロンダ・バーン著
（角川書店）

こちらは引き寄せの法則をテーマにしたベストセラーです。読むと、自分の内なるパワーに気づき、それを引き出せるようになるでしょう。視野が広がり、自分への愛情に気づかせてくれます。

十三夜の月

Waxing Gibbous

　インテンションを引き寄せるには、効率的に自分の行動を振り返って調整を行う必要があります。そのためには情緒を安定させましょう。
「情緒を安定させる」と口で言うのは簡単ですが、実行に移すのは難しいことです。目まぐるしい生活を送る中で、あなたはさまざまな感情を押し殺してきたり、自分の感情に気づかないふりをしてきたかもしれません。
　こうした感情は放っておくと蓄積され、いずれあなたの重荷になります。だからこそ、自分の感情と向き合う習慣をつくることはとても大切です。
　ここでは、感情と向き合うためのチェックリストを紹介します。各項目に対する答えは、頭の中でつぶやいても、ルーティンのひとつとして毎日決まった時間に書き出してもかまいません。自分の感情と頻繁に向き合うことで、本来の感情サイクルやエネルギーレベルをより深く理解し、未処理の感情に気づいて解放することができます。

感情と向き合うためのチェックリスト

- ☑ 今は何時ですか？
- ☑ 体調はいかがですか？
- ☑ どんな気持ちですか？
- ☑ 集中力はありますか？
- ☑ 今日はどれくらい水を飲みましたか？
- ☑ 今日は何を食べましたか？
- ☑ 今日は体を動かしたり、屋外での活動をしましたか？

　体に何らかの違和感（水分不足、栄養不足、運動不足など）を覚えたら、それを改善してからチェックリストに基づいて自分の感情と再び向き合いましょう。感情に変化はありましたか？　あなたの情緒を安定させるためには何が必要かわかりましたか？

満月のリチュアル
Full Moon Ritual

心の余裕をつくってインテンションを引き寄せるために、手放したいものに意識を向けます。

STEP 1 空間を整える

新月のリチュアルと同じ空間をつくり直しても、新しい空間をつくってもかまいません。

あなたにとってセルフケアを意味する何かしらのアイテムを取り入れてください。これまでのワークでセレナイトを使ってきたのであれば、STEP4 が終わったら満月の下で浄化し、翌朝回収しましょう。このときに祈りを捧げる場合は、ネガティブな感情を手放すことに関連する言葉を口にしましょう（例：「自信」「見通し」「自由」「安全」）。

STEP 2 体をいたわる

両腕をゆっくりとストレッチしましょう。

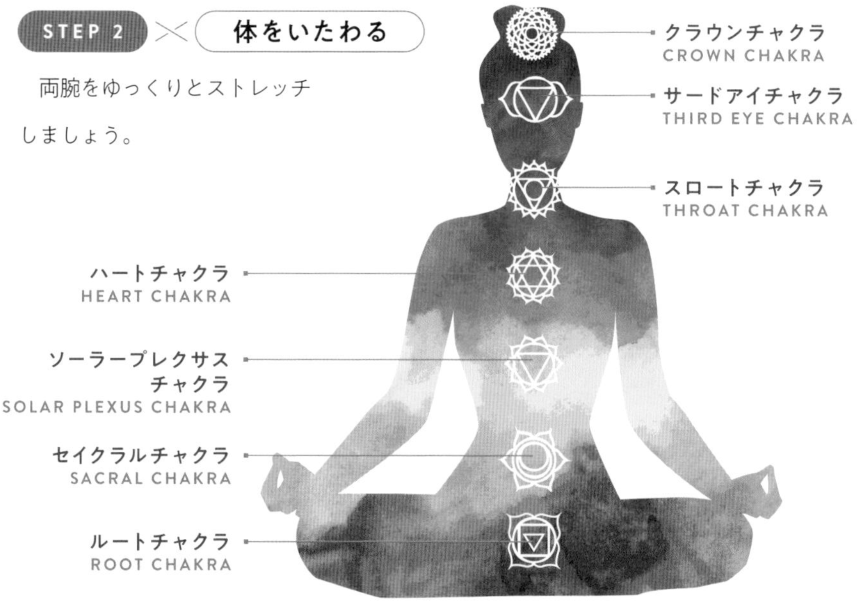

STEP 3　心を解放する

バランスのよいセルフケアを行うと、左ページのイラストで紹介した7つすべてのチャクラを同時に整えることができます。手元にセレナイトがあれば、握りしめた状態で次のエクササイズを行いましょう。

7つのチャクラを整えるエクササイズ

1. 居心地のよい場所を見つけたら、そこに座ります。呼吸をし、リラックスしてください。
2. ルートチャクラに意識を向けます。ルートチャクラは尾骨に位置します。そこから、明るくて赤い光が放たれている様子を思い描いてください。*「ルートチャクラが開かれ、地に足がついた状態でこれが自分本来の姿だと感じられる」*と言いましょう。
3. セイクラルチャクラに意識を向けます。セイクラルチャクラはおへその5センチ下に位置します。そこから、明るくてオレンジ色の光が放たれている様子を思い描いてください。*「セイクラルチャクラが開かれ、感情を解放して創造力を発揮することができる」*と言いましょう。
4. ソーラープレクサスチャクラに意識を向けます。ソーラープレクサスチャクラは横隔膜の下に位置します。そこから、明るくて黄色い光が放たれている様子を思い描いてください。*「ソーラープレクサスチャクラが開かれ、自信がわいて直感を信じることができる」*と言いましょう。
5. ハートチャクラに意識を向けます。ハートチャクラは心臓に位置します。そこから、明るくて緑色の光が放たれている様子を思い描いてください。*「ハートチャクラが開かれ、愛情を素直に与えたり受け取ることができる」*と言いましょう。
6. スロートチャクラに意識を向けます。スロートチャクラは喉に位置します。そこから、明るくて青い光が放たれている様子を思い描いてください。*「スロートチャクラが開かれ、自分の意思をはっきりと、正直に示すことができる」*と言いましょう。

7. サードアイチャクラに意識を向けます。サードアイチャクラは眉間に位置します。そこから、明るくてインディゴ色の光が放たれている様子を思い描いてください。「*サードアイチャクラが開かれ、頭が冴えて想像力を発揮することができる*」と言いましょう。
8. クラウンチャクラに意識を向けます。クラウンチャクラは頭頂部に位置します。そこから、明るくてバイオレット色の光が放たれている様子を思い描きます。「*クラウンチャクラが開かれ、より深い意識と結びつくことができる*」と言いましょう。

STEP 4 自分のためにならないものを手放す

セレナイトまたは手を使って、自分のルートチャクラからクラウンチャクラまで見えない線を引きます。明るくて白い光が7つすべてのチャクラを結び、頭頂部を突き抜けて体の外へ放たれている様子を思い描いてください。「*すべてのメンタルブロックが取り除かれた。チャクラが整い、明るくて白い光によってパワーがチャージされた*」と言いましょう。

STEP 5 クロージング・セレモニー

満月の光を浴びながら、コーンムーンのアファメーションを声に出して言います。「*私は自分の身体、精神、感情、スピリチュアル、社会性にとって何が必要か気づき、毎日セルフケアを実践している*」

息を吐き出します。このとき、チャクラを整えるために時間をとった自分に感謝を示してもよいでしょう。

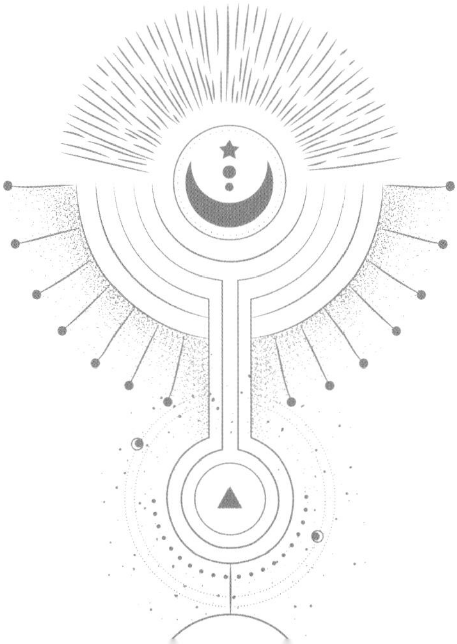

Waning Gibbous
居待月

大切な人へ恩返しするのに最適なタイミングです。さらには、それが社会性のセルフケアにもつながります。

まずは、自分と仲のよい人物を思い浮かべます（一人でも複数人でもかまいません）。次の状況に置かれたとき、あなたはその人に連絡をしますか？

1. 大切な人が亡くなったとき
2. 保釈の身元引受人が必要なとき
3. お祝い事があったとき

相手が本当に仲のよい人物であれば、すべての質問に「イエス！」と迷わず答えたはずです。

誰も思い浮かばないのであれば、次の質問について考えてみましょう。「もし知り合いがこうした状況に置かれたら、私に連絡してくる人はいるだろうか？」答えが「いいえ」であれば、自分自身を磨く努力をしてから人間関係をよくする努力をしましょう。答えが「はい」であれば、さらなる高みを目指してから自分にふさわしい人間関係を築きましょう。

仲のよい人物が決まったら、次のワークに進んでください。

「できることはない？」と電話する

1. 先ほど決めた人物に電話する時間を設けます。
2. 電話がつながったら、あなたが相手を大切に思っていて、いかに感謝しているかを伝えます。大切な人のために時間を使いたいというあなたの気持ちを知ってもらい、何か力になれることがないか聞いてみましょう。雑用をこなす、ただ話を聞く、一緒に散歩をする、子守をするなど、なんでもかまいません。相手に尋ねてみて、答えが返ってきたら、それを実行に移します。

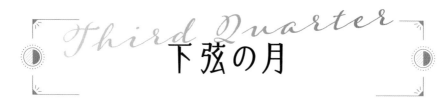

Third Quarter 下弦の月

このフェーズでは、「手放すこと」と「浄化すること」が鍵を握ります。「手放す」「浄化する」というと感情的な要素に目がいきがちですが、ここでは物理的な要素に注目します。それは「洋服」です。

洋服は毎日肌に触れるもの。着心地の悪い洋服は、少なからず着ている人にストレスを与えます。最終的な目標は、洋服の着心地に意識を向け、着心地が悪いと感じる洋服をすべて手放すことです。

1週間、着心地のよい服を身につける

7日間続けて、着心地のよさをポイントに洋服を選びましょう。頭のてっぺんからつま先まで、少しでも着心地が悪いと感じる洋服は一切身につけないでください。このルールは、家にいるときも眠っているときも適用されます。

各アイテムの着心地がよいかどうかを判断するには、身につけてから次の質問を自分に問いかけましょう。

- **無理に引っ張らなくても着ることができましたか？**
- **肌触りはよいですか？**
- **動きやすいですか？**
- **ボタン、ホック、ファスナーはすべて閉まりますか？**

上記の質問に対する答えがすべて「はい」であれば、そのアイテムを身につけてOK。そうでなければ、たたんで分けておきます。7日間が過ぎたら、たたんで分けておいた洋服は寄付するか知人にあげてください。*「身につけたときに心地悪さを感じる洋服は手放す。そうすることで、私は浄化される」*と言いましょう。

有明月

Waning Crescent

有明月のテーマは休息、回復、そして再生です。これらの概念は、スピリチュアルなセルフケアの考えと見事に調和します。スピリチュアルなセルフケアでありながら、身体的、精神的、感情的なセルフケアのメリットを兼ねているもののひとつが「瞑想」です。

継続的に瞑想するための空間をつくるには、心が落ち着く曲や音を集めたプレイリストを作成するところから始めましょう。瞑想するときはもちろん、リラックスして「今、この瞬間」に意識を向けたいときはいつでもそのプレイリストを再生してください。

瞑想音楽のプレイリストを作成する

用意するもの || スマートフォンまたはパソコン

1. スマートフォンまたはパソコンで「瞑想」というタイトルのプレイリストを作成しましょう。プレイリストは iTunes や Spotify などの音楽サーバーまたは YouTube を使って作成できます。
2. プレイリストに追加する曲を探すには、次のキーワードを検索するとよいでしょう。
   瞑想　瞑想音楽　リラクゼーション音楽
   ベータ波　超越瞑想
   じっくりと時間をかけて選びます。リラックスでき、心が癒やされたり落ち着いたりする音楽を見つけたら、プレイリストに追加してください。
3. プレイリストの合計再生時間が 60 分から 90 分になるまで、音楽を追加していきます。
4. 瞑想したいとき、リラックスしたいとき、気持ちを落ち着かせたいとき、ストレスを感じているときは、このプレイリストを再生するとよいでしょう。

10月

OCTOBER

Hunter Moon

ハンタームーン

OCTOBER THEME

10月のテーマ

「あなたは、何もおかしくありません……
その美しい心に抱えている闇でさえも」

ヴィッキー・ピーターソン
VICKI PETTERSSON

10月は気候もよく、これから訪れる長い冬に向けて食料を蓄えるラストチャンスです。その年最後の狩りを行う時期であることから、10月の満月には「ハンタームーン」の名がつきました。

あなたには先々のことを考えて戦略的に準備をし、心に栄養を与え、困難を克服する力が備わっています。人生にも長い冬のような時期はやってくるでしょう。その時期を乗り越えるには、ストレスへの対処法を身につけておく必要があります。

New Moon Ritual
新月のリチュアル

新月のパワーを味方にして精神的ストレスへの対処法を身につけたら、インテンションを設定しましょう。

STEP 1 空間を整える

安心感を得られ、情緒が安定するアイテムを取り入れます。安心感を得るには、子どもの頃から使っていた毛布やお守りを用意してください。情緒を安定させるには、本立てなど、土台がしっかりとしたものを飾ってください。スモーキークォーツ（P.154）をもっている場合は見える場所に置いておきます。祈りを捧げる場合は、情緒の安定に関連する言葉を口にしましょう（例：「気づかい」「癒やし」「安心」「強さ」）。

STEP 2 体をいたわる

温かい紅茶を飲んで心を穏やかにしましょう。

STEP 3 心を解放する

避難経路は、***災害が起こる前に***確認しておくものです。同じように、あなたも心の「災害」に備えて、避難経路をつくっておきましょう。

心の避難経路をつくるビジュアライゼーション

次に紹介するイメージトレーニングは「恐怖心」を乗り越えるためのものです。途中でつらいと感じたら休憩し、心の準備ができてから再開してください。

VISUALIZATION
ビジュアライゼーション

1. リラックスして座ります。目を閉じて呼吸をしてください。

2. 自分がどこかの廊下にいるところを思い描きます。両側の突き当たりには、それぞれ扉があります。背後の扉には鍵がかかっていて、取っ手は熱く、隙間から煙が漏れています。この煙はあなたを不安な気持ちにさせます。反対側の扉へ向かって廊下を走っていくと、こちらの扉にも鍵がかかっています。ポケットの中から鍵を取り出してください。鍵には、こう書いてあります。

あなたの不安を和らげるものは何ですか？

答えがわかったら、扉が開きます。

3. 扉の先へ進むと、さらに廊下が現れて背後の扉が閉まります。先ほどと同じ状況です。背後にある扉の隙間から煙が漏れています。この煙はあなたに怒りを抱かせます。反対側の扉へ向かって廊下を走っていくと、やはり鍵がかかっています。ポケットの中から取り出した鍵には、こう書いてあります。

あなたの怒りを鎮めるもの何ですか？

答えがわかったら、扉が開きます。

4. 扉の先へ進むと、また同じ状況が待ち受けています。次の煙はあなたを混乱させます。鍵には、こう書いてあります。

あなたの混乱をおさめるものは何ですか？

答えがわかったら、扉が開きます。

5. ついに最後の廊下にたどり着きました。次の煙はあなたを深く悲しい気持ちにさせます。鍵には、こう書いてあります。

あなたの悲しみを和らげるものは何ですか？

答えがわかったら、扉が勢いよく開きます。

6. 扉の向こうへ走っていきます。外へ出て新鮮な空気を吸いましょう。深く呼吸をしたら、目を開けてください。

ハンタームーンに書く日記のお題

ひとつ前のワークが終わったら、日記（または紙）とペンを用意し、次のトピックに答えてください。

1. 先ほどのワークで、ひとつ目の扉を開けた答えは何ですか？ それはどのようにあなたの不安を和らげますか？
2. ２つ目の扉を開けた答えは何？ それはどのようにあなたの怒りを鎮めますか？
3. ３つ目の扉を開けた答えは何？ それはどのようにあなたの混乱をおさめますか？
4. ４つ目の扉を開けた答えは何？ それはどのようにあなたの悲しみを和らげますか？

STEP 4 インテンションセッティングを行う

自分の感情と向き合ったら、明確なインテンションを設定しましょう。**引き寄せたいこと**に意識を向けます。それを書き出し、声に出して読み上げます。大声で叫んでもよいでしょう。

ハンタームーンのインテンションの例

「私は安心感を大切にしていて、しっかりとしたバウンダリーを引くことができる」
「精神的ストレスへの対象法が身についているため、精神的な困難を克服することができる」

STEP 5 クロージング・セレモニー

胸に手を当てて、こう言いましょう。*「私は心身の安全を大切にしている」*

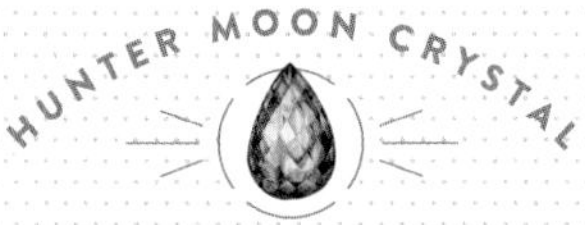

スモーキークォーツ
ハンタームーンのパワーストーン

スモーキークォーツは灰色や茶色で半透明のストーンです。グラウンディング効果や強い保護力があるとされています。さらに、持ち主を精神的ストレスから守ってくれます。瞑想のときに使うとよいでしょう。また、このクォーツはあなたの土台や安定に結びついているルートチャクラを整え、精神を安定させてくれます。

このストーンの力を引き出すには、ポケットの中にしまっておくか、ベルトやベルト通しにぶら下げておくとよいでしょう。

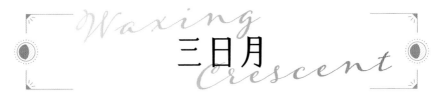

三日月 Waxing Crescent

このタイミングで新しいことに挑戦してください。先ほど設定したインテンションを高めてくれるものがよいでしょう。

枯山水（水を使わずに山水の趣を表した日本庭園の様式のひとつ）は心を落ち着かせ、安定させるのに最適です。岩や砂をさまざまな形に組み合わせてつくることで「今、この瞬間」に意識が向き、心が穏やかになるでしょう。小さな枯山水をつくれば、家の中で楽しむこともできます。

エアプランツで枯山水をつくる

用意するもの　卓上サイズで浅めの箱またはトレイ／エッセンシャルオイル／粒子が細かい砂／エアプランツをひとつ／砂利／小さなレーキ（砂に模様を描くための道具。なければ指を使ってもかまいません）

1. 平らな場所に浅めの箱またはトレイを置きます。
2. 砂にエッセンシャルオイルを数滴混ぜたら、先ほどの箱またはトレイに敷き詰めます。
3. 砂の上にエアプランツや砂利を置きます。自分が美しいと思うように並べてください。
4. エアプランツが枯れないよう、直射日光があたる窓辺に置きます。週に一度、エアプランツを常温の水に10分間浸け、しっかり乾かしてから砂に戻してください。
5. レーキまたは指を使って砂の上に線や渦などの模様を描きます。模様を消すときは、手で砂をならすとよいでしょう。
6. 心を落ち着かせたいときは、**5**の手順を繰り返します。

上弦の月
First Quarter

今周期のインテンションは情緒の安定に関連したものなので、次のワークを行って自分の心と向き合いましょう。

俳句は、五七五の３句を定型とする短詩です。季語は考えず自分の気持ちを書き表すことで、感情をかたちにし、理解し、対処しやすくします。

自分の感情と向き合う俳句のワーク

用意するもの　||　紙切れ１枚とペン

1. うまく対処できるようになりたい感情を３つ選びます。
2. それぞれの感情をテーマに俳句をつくります。それぞれ３句で合計 17 音になるよう、自分の感情にまつわる経験を整理しましょう。言葉を並び替えたり、入れ替えたりする必要があるかもしれません。自分の考えをあれこれ巡らせるうちに、過去に抱いた感情を振り返ることができます。

A COUPLE OF HAIKU EXAMPLES
俳句の例

「怒り」をテーマにした場合

猛烈に
胸を支配し
しめつける

「心配」をテーマにした場合

眠れない
不安が募り
朝を待つ

3. 何らかの激しい感情にとらわれたときは、このワークを行うとよいでしょう。手に負えないと思っていた感情も、たった 17 音にまとめると、それがたいしたことではなかったと思えるかもしれません。

Waxing Gibbous

十三夜の月

今周期のインテンションを引き寄せるために、調整を行うときです。とはいえ、頭の中がもやもやしていては、自分の行動を振り返ってどんな調整が必要か判断することはできません。

何らかの感情にとらわれているときは、頭の中にあるもやもやを取り除くことが難しいと感じるかもしれません。そんなときは、あなたを精神的に追い詰めるものなど何もない、心落ち着く空間へ行きましょう。「そんな空間は存在しない」と思いましたか？ はい、その通りです。その空間は、これからつくっていくのです。そして、それができるのはあなたしかいません。

次のワークでは、創造力を働かせて心落ち着く空間をつくりましょう。

心落ち着く空間をつくり出すビジュアライゼーション

1. 座って目を閉じます。深く呼吸をしてください。
2. リラックスしたら、自分が静かできれいな場所にいるところを思い描きます。あなたは屋内にいますか？　それとも屋外にいますか？　外はどんな天気ですか？　今は何時ごろですか？　まわりの状況を鮮明に思い描いてください。
3. お気に入りの香りがします。それはどんな香りですか？
4. 心地よい音が聞こえてきます。それは音楽ですか？　それとも自然の音ですか？　耳をすませてください。
5. イメージの中で辺りを散策しても、じっと座ったままでもかまいません。その空間を観察してみましょう。落ち着いて、心を穏やかにします。辺りをくまなく見渡してください。
6. 精神的に追い詰められたときは、いつでもこの空間を訪れてください。まずはその場で座り、目を閉じて呼吸します。少し落ち着いてきたら、この空間に戻ってきた自分を想像します。気分が楽になるまで、好きなだけいてください。

満月のリチュアル

Full Moon Ritual

心の余裕をつくってインテンションを引き寄せるために、手放したいものに意識を向けます。

STEP 1 空間を整える

新月のリチュアルと同じ空間をつくり直しても、新しい空間をつくってもかまいません。バニラなど、心が落ち着く香りで安心感を演出しましょう。これまでのワークでスモーキークォーツを使ってきたのであれば、屋外で月の光の下に置いてパワーをチャージさせましょう。このときに祈りを捧げる場合は、何かを手放すことに関連する言葉を口にしましょう（例：「明瞭」「安心感」「バウンダリー」「開放感」）。

STEP 2 体をいたわる

両手首をまわして、両手の緊張をほぐしましょう。

STEP 3 心を解放する

あふれ出す感情を論理的または科学的に説明することは難しいかもしれません。だからこそ、創造力を駆使した表現が心のセルフケアには大切なのです。抽象的な概念、色、リズムを使ったアートは、感情を豊かに表現する手段のひとつです。

創造力を使って心のセルフケアを行うときは、出来上がった作品が評価されるわけではないということを覚えていてください。感情が解放される瞬間である、創造の「過程」こそが大切なのです。

さて、次のワークでは音楽をつくります。何かを創造するという行為そのものに癒やしの効果があるため、音楽の才能や経験の有無にかかわらずおすすめのワークです。

音楽をつくるワーク

用意するもの ボンゴ（キューバの民族楽器で、多くは大小２つの太鼓が連結されている。なければ靴の空き箱やダンボール箱を２つでもかまいません）

1. ボンゴまたは箱の前に座り、底面を両手のひらで叩きます。叩く強さや手のひらのどの部分を使うかによって、音が変化するでしょう。
2. 引き続き、両手のひらでボンゴや箱を叩きます。テンポを上げたり下げたりしましょう。耳をすませてください。
3. お気に入りのリズムパターンをつくり出します。テンポは速くても遅くても、途中で変わってもOK。両手のひらを使って２つのボンゴまたは箱を叩きます。
4. 同じパターンを繰り返せば、音楽が生まれます。

STEP 4 自分のためにならないものを手放す

音楽のパターンが出来上がって創造力が磨かれたところで、簡単な歌詞をつけて自分が癒やされる曲をつくりましょう。

曲をつくって感情を手放すワーク

1. P.156の俳句のワークでテーマに選んだ３つの感情を思い出します。
2. ボンゴまたは箱を叩きます。先ほどつくり出したリズムパターンを繰り返します。
3. このリズムパターンに歌詞をつけます。ひとつ目の感情について歌います（音程が合っていてもいなくてもかまいません。気にせず歌いましょう！）*「（ひとつ目の感情）をすべて手放す」*
4. 残り２つの感情についても、同じように歌います。創造力を駆使して表現することで、自分を支配している感情を手放すことができます。

STEP 5 クロージング・セレモニー

満月の光を浴びながら、ハンタームーンのアファメーションを声に出して言います。*「私は安心感を得られ、情緒が安定することを大切にしていて、自分自身や自分の感情を常に気にかけている」*

息を吐き出します。アファメーションを歌にのせてもよいでしょう。

Waning Gibbous 居待月

ここまで、あなたは精神的ストレスへの対処法を育んできました。そうした対処法に感謝の気持ちを抱くことが、新たな対処法のひとつとなります。

生きていると、自分一人では対処できないような出来事が起こるものです。どうしようもないと感じられる出来事が発生すると、いったい誰を頼ればよいのか冷静に考えられなくなるかもしれません。いつか自分が精神的に追い詰められたときに備えて、今のうちに「拠りどころリスト」を作成しておきましょう。

「拠りどころ」リスト

1. 自分がパーティーを主催するところを思い描きます。予算はありませんが、大切な人たちを全員招待します。招待した人たち全員がひとつの部屋に集合するところを想像してください。
2. あなたは誰かにハグして欲しいと感じています。誰のところへ行きますか？　複数人選んでもかまいません。
3. あなたは困った状況に置かれていて、アドバイスが欲しいと感じています。誰に相談しますか？　複数人選んでもかまいません。
4. あなたは健康上の問題について医師の診察を受けに行くところです。誰についてきてもらいますか？　複数人選んでもかまいません。
5. ここで挙がった名前は、あなたを精神的に支えてくれる、頼りになる人物です。彼らの名前と連絡先を紙に書いて財布の中にしまっておくか、スマートフォンの連絡先に追加してください。これで、いつか必要となったときに備えて、拠りどころにできる人物のリストを用意できました。

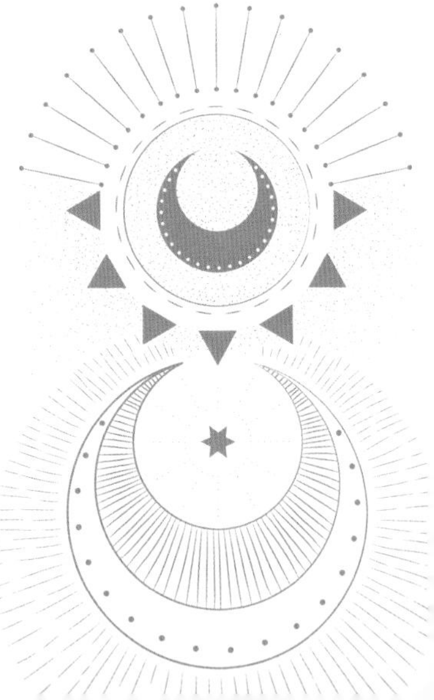

Third Quarter

下弦の月

このフェーズでは、ネガティブな感情を手放して浄化することがポイントとなります。心のセルフケアに呼吸法を取り入れることで、感情を解放することができます。さらには頭がすっきりとし、活力が湧いてくるでしょう。

アプリやインターネット上のウェブサイトには、さまざまな呼吸法を紹介する動画があります。必要であれば、それらを参考にしながらエクササイズを行ってください。

独自で行う場合は、次に紹介する呼吸法を試してみてください。目まいやふらつきを感じたら、ただちにエクササイズを中止しましょう。

呼吸法のエクササイズ

用意するもの ‖ ストップウォッチ

1. 居心地のよい場所を見つけたら、横たわります。このエクササイズは頭がくらくらする可能性があるので、安全を確保したうえで行ってください。難しいと感じたら、中断して呼吸を整えましょう。
2. ストップウォッチを見ながら20秒間、速くて深い呼吸をします。次に深く息を吸ったら、30秒間息をとめます。息を吐き出したら、５秒間息をとめます。
3. 30秒間、速くて深い呼吸をします。次に深く息を吸ったら、60秒間息をとめます。息を吐き出したら、10秒間息をとめます。
4. 40秒間、速くて深い呼吸をします。次に深く息を吸ったら、90秒間息をとめます。息を吐き出したら、15秒間息をとめます。
5. 自然な呼吸に戻したら、立ち上がります。
6. この呼吸法を毎日５分間かけて行います。慣れてきたら、息をとめる時間を徐々に長くしていってもかまいません。心が落ち着き、頭がすっきりとするでしょう。

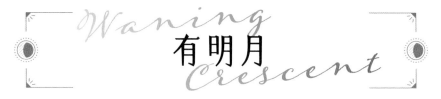

Waning 有明月 Crescent

ここまで、あなたはインテンションを高めるためにエネルギーを注いできました。今回の周期を締めくくり、次の周期に備えるときです。

次の周期に備えるには、日常生活に心のセルフケアを取り入れましょう。心のセルフケアは、幸せな人生の確固たる基盤となります。

早朝は、心の基盤を築くのに最適なタイミングです。マインドセットを整えることで「今、この瞬間」に意識が向き、頭がすっきりとし、情緒が安定し、やるべきことに意図をもって取り組めます。

マインドセットを整える10分間のモーニングリチュアル

自分だけのリチュアルをつくりましょう。次で紹介するおすすめを取り入れても、別のものを取り入れても OK。完成したリチュアルを書き出して実践します。目覚まし時計をより 10 分早く設定すれば、リチュアルの時間を確保できるでしょう。

水分補給

レモン水を飲んで体内の pH 値を整えます。体をいたわりましょう。

瞑想

上半身を起こして呼吸をします。ゆっくり、優しく、意識的に体を目覚めさせましょう。

引き寄せ

引き寄せたいと思っていることを 3 つ思い浮かべます。なるべく具体的に書き出してください。

感謝

感謝している物事や人物を 3 つ書き出します。その理由もつけてください。

アファメーション

鏡に映った自分の目をのぞき込みながら、自分に関するアファメーションを 5 つ唱えましょう。

スキンケア

冷たい水で顔を洗ったら、フェイスオイルでマッサージしましょう。

ストレッチ

背中、首、両腕を軽くストレッチします。寝ている間にかたまってしまった体をほぐしましょう。

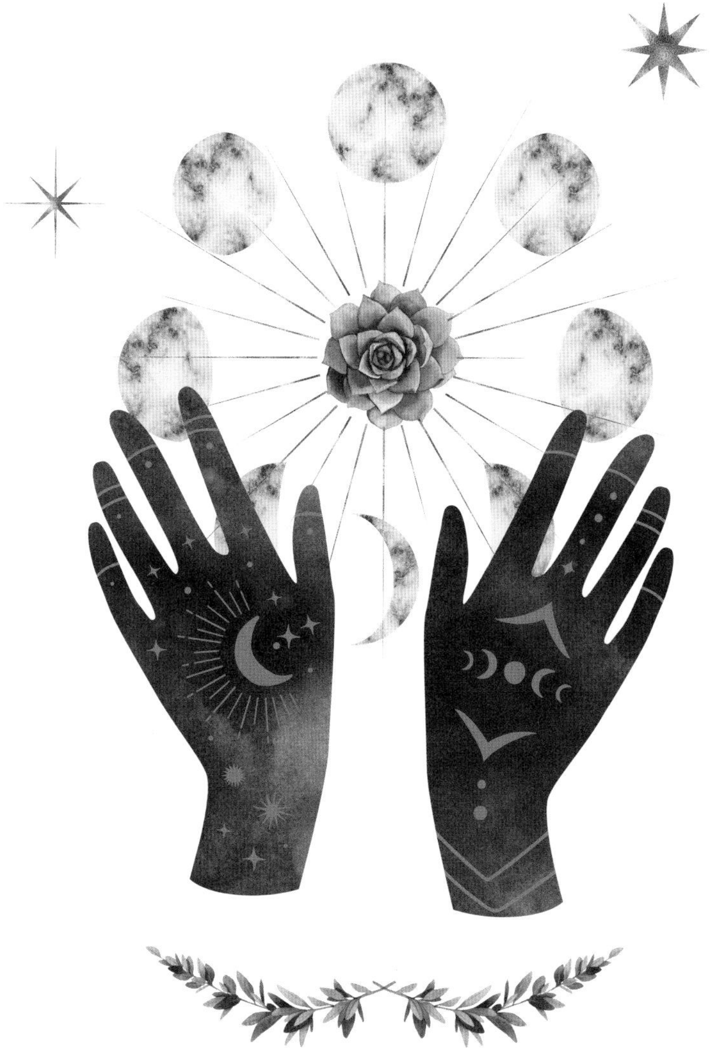

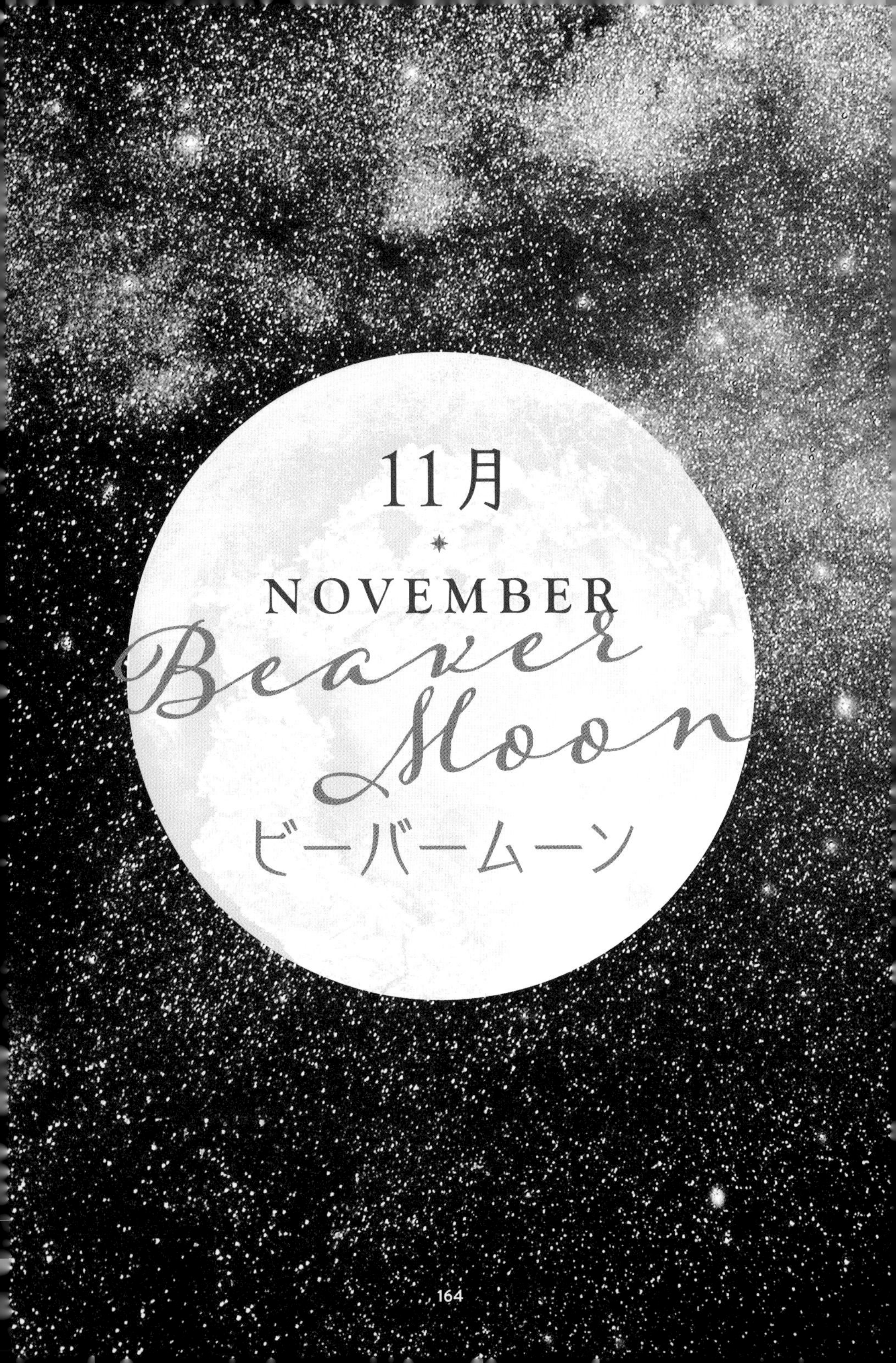

11月

NOVEMBER

Beaver Moon

ビーバームーン

NOVEMBER THEME

11月のテーマ

「家とは、
安心できるサンクチュアリであるべきです」

アヴィーナ・セレステ
AVINA CELESTE

11月になると、ビーバーは厳しい冬を越えるためにダムへと移動します。そこで、11月の満月は「ビーバームーン」と呼ばれるようになりました。ビーバーは、安全な住まいをつくることで寒さを乗り切ります。

今周期は、サンクチュアリ（安らげる空間）**をつくりましょう。心地よい家づくりにエネルギーや労力を費やし、意識を向けてください。あなたがリラックスでき、心と体をリセットでき、エネルギーをチャージできる素敵な空間をつくるのです。**

新月のリチュアル

New Moon Ritual

ビーバームーンのテーマ「心地よさ、サンクチュアリ、家」に沿ったインテンションセッティングのリチュアルを行うことで、月の周期と調和できるようになります。

STEP 1 空間を整える

美しさ、心地よさ、安心感をテーマにした空間づくりを始めましょう。美しさを引き立てるには、可愛らしいキャンドルに火を灯してムードを高め、心地よさと安心感を演出するには、肌触りのよい毛布に身を包んで心が落ち着く音楽をかけましょう。ブラックトルマリン（P.168）をもっている場合は、見える場所に飾っておきます。リチュアルを始める前に祈りを捧げる場合は、家を連想させる言葉を口にしましょう（例：「平穏」「安心感」「再生」「心地よい」）。

STEP 2 体をいたわる

温かいレモン水に海塩をひとつまみ加えて飲みます。心身のバランスが整って地に足がつきます。

STEP 3 心を解放する

自分にとっての**サンクチュアリ**がどんなものであるかを考えながら、家づくりを行いましょう。

安心感があり、心地のよい空間をつくる

家の中でお気に入りの場所を見つけます。座り心地のよい椅子と小さなサイドテーブルを置くのに十分なスペースがあることを確認してください。座り心地のよい椅子がすでに置いてある場所を選んでもかまいません。

あなたが心地よさや安心感を得られる、さまざまなアイテムを取り入れましょう。

あらゆるネガティブな外的影響から守ってくれる、自分だけの空間をつくります。これが、あなたのサンクチュアリになります。自分が守られていることを感じられるアイテムを取り入れてください。おすすめのアイテムをいくつか紹介します。

COZY AND SAFE CORNER CREATION
おすすめのアイテム

毛布
上質でやわらかい毛布に身を包みましょう。

スリッパ
履き心地のよいスリッパを椅子の下に置いておきましょう。

本
幻想的で、現実を忘れさせてくれる本を選びましょう。

エッセンシャルオイルとディフューザー
気持ちが穏やかになったり楽しくなる香りを放ちましょう。

キャンドル
炎には催眠や瞑想の効果があります。素敵なスナッファー（火消し）を買ってもよいでしょう。

枕
頭をしっかりと支えてくれる、やわらかい枕で心地よさを追求しましょう。

音楽
スピーカーや音楽プレーヤーでお気に入りの音楽をかけましょう。

水が流れる小さなオブジェ
水の流れは聴覚的にも視覚的にも不安を和らげてくれるでしょう。

植物
空気を清浄し、生命力やエネルギーを与えてくれます。さらに、空間を美しく見せてくれるでしょう。

日記とペン
考えていることや感じていることを吐き出し、書きとめ、整理することができます。

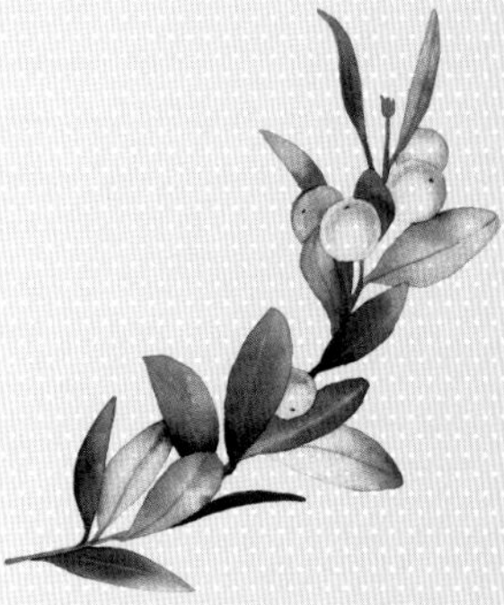

STEP 4　インテンションセッティングを行う

安心感があり、心地のよいサンクチュアリをつくったら、次は明確なインテンションを設定しましょう。**引き寄せたいこと**に意識を向けます。それを書き出し、声に出して読み上げます。書き出したインテンションを額に入れ、家に飾ってもよいでしょう。

フラワームーンのインテンションの例

「私の家はエネルギーの再生に適した、安心できる場所だ」
「私は美しくて心が癒やされる空間を意識的につくっている」

STEP 5　クロージング・セレモニー

息を吹きかけてキャンドルの火を消したら*「ありがとう、私の家」*とささやきます。

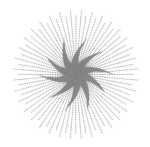

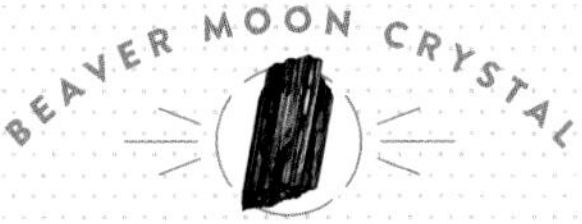

ブラックトルマリン
ビーバームーンのパワーストーン

ブラックトルマリンは、線状の模様が入った漆黒のストーンです。半透明なものと不透明なものがあります。守護力が強いことで知られ、グラウンディングを促してくれるでしょう。魔除けの効果があるため、家の中からネガティブなエネルギーを追い払ってくれます。手元にあると地に足がつき、安定できます。どちらもサンクチュアリに求められる感覚です。

このストーンの力を引き出すには、玄関に置いておいたり、ブレスレットとして身につけるとよいでしょう。

Waxing Crescent 三日月

　サンクチュアリとは静かで、美しく、安心できる空間です。香りのよい花は、こうした感覚をもたらしてくれます。また、このフェーズでは新しいことを始めて、インテンションを高めるのがよいとされているので、観葉植物を使った簡単なワークを行うのに最適なタイミングです。

　ジャスミンは、濃い緑色の葉と小さな白い花をつける、つる性植物のひとつです。寒さが増し、日が短くなってくる時期にうれしい光景です。室内で育てることができ、強い芳香を放つハゴロモジャスミンが特におすすめです。

香りのよい植物を育てるエクササイズ

用意するもの　ジャスミンの苗／植木鉢／つりかご（なくても問題ありません）／培養土／加湿器（生育環境によっては不要）

1. ジャスミンの苗を植木鉢に植え替えます。つりかごがあれば、その中に植木鉢を入れましょう。
2. 培養土を植木鉢いっぱいに入れたら、しっかりと水をあげます。
3. 涼しくて明るい部屋を見つけたら、直射日光の当たらない窓の近くにジャスミンの鉢を置きます。日照時間が６時間以上あるとよいでしょう。新月のリチュアルでつくった安心感があって心地のよい空間がこの条件が当てはまる場合、そこに置いてください。
4. 培養土が乾かないよう注意します。部屋の中が寒くて常に暖房を入れている場合、加湿器を近くに設置して湿度を保ちましょう。
5. ジャスミンの美しさや優美な香りで部屋の雰囲気がよくなっていく様子に意識を向けます。
6. 春になったらジャスミンの鉢を屋外へ置き、肥料を与えます。再び秋がきたら、室内に戻しましょう。

上弦の月 First Quarter

このフェーズでは、インテンションを引き寄せるために決断をしたり行動を起こすことが重要になってきます。頭の中をさまざまな思いが駆け巡っていると適切な判断ができないように、部屋が散らかっていると正しい決断をするのは難しいでしょう。

部屋を整理整頓しておくには、サンクチュアリを整えるためのリストを作成します。

サンクチュアリを整えるリストをつくる

用意するもの ‖ 紙切れ１枚／色つきのペン／定規／額縁

1. 紙と色つきのペンを取り出します。
2. 定規を使って紙の中央に横線を引き、上半分と下半分に分けます。
3. 次は紙の下半分を分けます。再び定規を使って、下半分の中央に縦線を引きます。
4. 紙の上半分には、あなたが毎日やることを書き出します。左下には毎週やることを書き出します。右下には毎月やることを書き出します。
5. ３つの項目を埋めていきます。下記でいくつかの例を紹介しますが、それ以外にもやっていることがあれば書き足してください。

SANCTUARY MAINTENANCE LIST
リストの例

毎日	毎週	毎月
・ベッドメイキング	・掃除機かけ	・整理、捨てる、寄付
・皿洗い	・衣服やシーツの洗濯	・床の拭き掃除
・ごみ捨て	・トイレの掃除	・浴室の掃除

6. リストが完成したら、額縁に入れて見える場所に飾っておきます。
7. このリストをリマインダーとし、書いてあることを責任をもって実行します。

Waxing Gibbous

十三夜の月

マンダラは、円の中に美しい総柄が描かれています。瞑想でも使われていて、自分の行動を振り返りたいときに便利です。つまり、ビーバームーンの周期に最適と言えるでしょう。

次のワークでは、マンダラを使って心身をリラックスさせ、頭の中を瞑想状態に近づけます。そうすることで自分の行動を振り返ったり、家の中を華やかにし、今周期のインテンションを高めることができます。

マンダラを塗るワーク

用意するもの　マンダラの図（塗り絵の本またはインターネット上で見つけてください）／心が落ち着く音楽／キャンドル／先のとがった色鉛筆／額縁

1. 好きなマンダラの図を印刷します。
2. 座り心地のよい場所と整理された広い作業台を見つけたら、心が落ち着く音楽をかけてキャンドルに火を灯しましょう。*「私は個人として、また集団の一人として、自分の行動を振り返る」*と言います。
3. マンダラの図に色を塗り始めます。直感に従って色を選びましょう。自分の美的感覚を信じ、色を塗るというリズミカルな作業に没頭してください。
4. 色を塗り終えたら、額に入れます。自分がよいと思う場所に飾ってください。
5. 頭の中がもやもやしていたり、自分と向き合いたいときは、立ち止まってこのマンダラを眺めましょう。

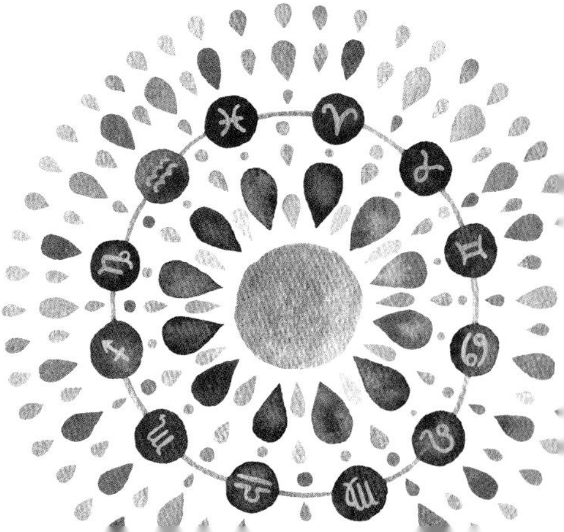

満月のリチュアル

Full Moon Ritual

心の余裕をつくってインテンションを引き寄せるために、手放したいものに意識を向けます。

STEP 1 空間を整える

新月のリチュアルと同じ空間をつくり直しても、新しい空間をつくってもかまいません。あなたにとって安心感、サンクチュアリ、家、心地よさ、美しさを意味するアイテムを取り入れましょう。これまでのワークでブラックトルマリンを使ってきたのであれば、屋外の安全な場所を見つけ、満月の光の下に置きます。パワーを解放し、チャージさせたら、翌朝回収してください。このときに祈りを捧げる場合は、何かを手放すことに関連する言葉を口にしましょう（例:「サンクチュアリ」「エネルギー」「保護」「安心感」）。

STEP 2 体をいたわる

クレンジングブレス（P.64）を３回行います。

STEP 3 心を解放する

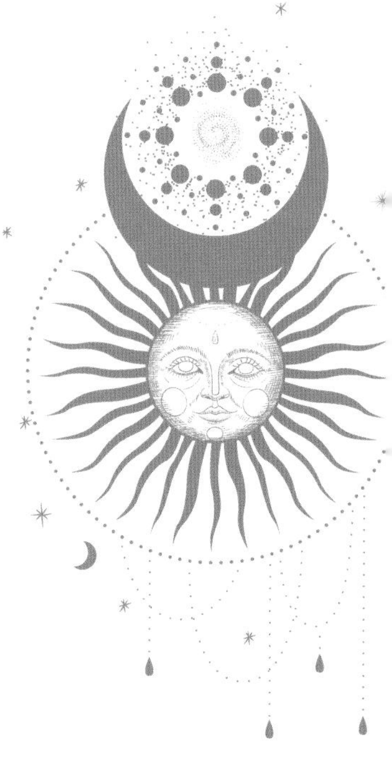

ポジティブなエネルギーは頻繁に使っている物、よい思い出がある物、そして美しいと思う物に宿ります。めったに使わない物、いやな思い出がある物、そして美しいと思わない物にはネガティブなエネルギーが宿ります。

あなたの家にはポジティブなエネルギーが宿る物とネガティブなエネルギーが宿る物どちらが多いですか？　最終的には、***ポジティブなエネルギーが宿る物だけ***を置くようにしましょう。なぜなら、私たちは何かを使うとき、そこに宿ったエネルギーの影響を受けるからです。

ネガティブなエネルギーを追い払う

1. 部屋の一角を選びます。もともと整理整頓が得意で、家に余計な物を置いていない人であれば、部屋全体を対象としてもかまいません。これまで家のことを放ったらかしにしていたという人は、引き出しひとつから始めましょう。
2. 自分が選んだ場所に置いてある物をひとつ手にとったら、そこに宿っているエネルギーがポジティブなのかネガティブなのか考えてみましょう。自分にこう問いかけます。「私はこれを頻繁に使っているだろうか？」「私はこれによい思い出があるだろうか？」「私はこれを美しいと思っているだろうか？」ひとつでも「はい」と答えた場合、元の場所に戻してください。すべてに「いいえ」と答えた場合、それにはネガティブなエネルギーが宿っているので、分けておきます。
3. 部屋、部屋の一角、引き出し内のすべての物を同じように仕分けます。

STEP 4 自分のためにならないものを手放す

先ほどのワークでネガティブなエネルギーが宿っていると判断した物を袋にまとめてください。袋をもって玄関の外へ出て、*「よどみやネガティブなエネルギーは、私のサンクチュアリに必要ない」*と声に出して言いましょう。袋の中身は居待月のフェーズで再び使うため、いったん家の外（車や車庫の中など）に置いておきます。

気が向いたら、他の部屋や引き出しに入っている物も同様に仕分け、外に出しておきます。最終的な目標は、ポジティブなエネルギーに満ち、好きな物に囲まれた空間をつくることです。

STEP 5 クロージング・セレモニー

満月の光を浴びながら、ビーバームーンのアファメーションを声に出して言います。*「私は自分がリラックスでき、心と体をリセットでき、エネルギーをチャージできる空間を意識的につくっている。家は、私にとってのサンクチュアリだ」*

息を吐き出します。やりたいと思ったら、ネガティブなエネルギーがなくなった空間で元気が出る音楽をかけて自由に踊ってもよいでしょう。

Waning Gibbous 居待月

先ほどのエクササイズでは、家にあった不要な物を仕分けました。このフェーズは他人に恩を返すことや何かを分け与えることに結びついているので、不要だと判断した物を使って何ができるか考えてみましょう。

「捨てる神あれば拾う神あり」ということわざがありますが、次のワークはまさにそれを表しています。あなたにとってネガティブなエネルギーが宿っている物でも、それを使いたいあるいは美しいと感じる人がいるかもしれません。その人にとっては、ポジティブなエネルギーが宿っているのです。

寄付とは、変換の行為です。親切心でもって、ネガティブなエネルギーをポジティブなエネルギーに変えることができます。

寄付でエネルギーを変換する

1. 袋の中身をカテゴリ別に仕分けます。（例：衣服、おもちゃ、雑貨、事務用品など）
2. 袋の中に入っている物は、**ひとつも家へもち帰ってはいけません**。愛着のある物を手放すのは心が痛むかもしれませんが、ここに入っている物はすべて自分にとって価値がないと判断した物です。他の誰かが価値を見出せるよう、思い切って手放してください。
3. 仕分けが終わったら、それぞれ寄付を受け付けている施設や団体にもち込みます。
4. 寄付したら「*自分の豊かさが誰かの役に立ててよかった*」と声に出して言います。

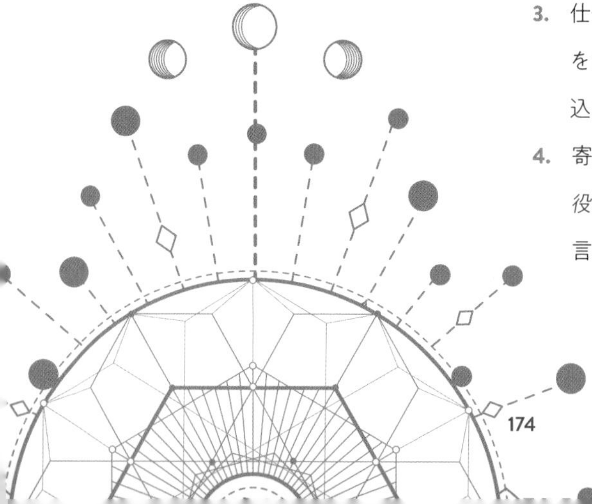

Third Quarter 下弦の月

今周期はサンクチュアリからネガティブなエネルギーを追い払いました。とはいえ、浄化が足りないと感じる人もいるでしょう。このフェーズでは、さらなる浄化を行います。

サンクチュアリを浄化する

用意するもの ‖ パロサント（P.125）／耐熱皿／マッチやライター

1. 煙とともにネガティブなエネルギーが出ていけるよう、部屋の扉や窓を開けておきます。
2. パロサントの先端に火をつけ、60秒間焚きます。火を吹き消したら片方の手でパロサントをもち、燃えさしが落ちたときに備えてもう片方の手で耐熱皿をパロサントの下でもちましょう。
3. 部屋の中をゆっくりと歩きまわります。パロサントの煙が舞い上がっていくでしょう。「*ネガティブなエネルギーをすべて解き放つ。私のサンクチュアリに必要ないものだから*」と定期的に言います。
4. 煙が足りなくなったら、再びパロサントに火をつけて消します。
5. 終わったら、燃やした部分を耐熱皿に押しつけて完全に火を消します。
6. このエクササイズは、必要だと思ったときにいつでも行ってください。

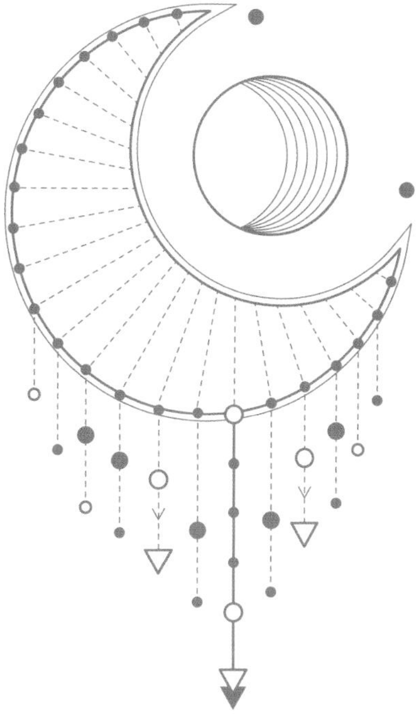

Waning Crescent 有明月

ここまで、あなたはサンクチュアリをつくるためにエネルギーを注いできました。そろそろ休息をとってエネルギーを再生しましょう。

エネルギーを再生するには、睡眠をとることが最も効果的です。睡眠には、部屋の「光」が深く影響します。体力をしっかりと回復できるサンクチュアリは、照明にも配慮が行き届いているものです。

ここでは、睡眠を阻害する照明やそれを改善するためのアドバイスを紹介します。

照明をコントロールするワーク

どれかひとつだけ実践しても、すべて実践してもかまいません。

ブルーライトを最小限にする

ブルーライトはメラトニン（睡眠ホルモンとも呼ばれ、体を覚醒した状態から睡眠へと促す働きがある）の分泌を抑制します。ブルーライトの影響を最小限に抑えるために、就寝時刻の3時間前にアラームを設定しましょう。それ以降はブルーライトを発するデバイスの使用を控えるというリマインダーになります。

明るさを調整する

照明の明るさを調節できるようにし、寝る前は薄暗くして睡眠に備えましょう。

電球を変える

強い寒色系の光を放つワット数の高い電球に比べて、弱い暖色系の光を放つワット数の低い電球のほうが目に優しいとされています。寝室の電球をやわらかい光のものに変えるだけなら、お金も時間もそれほどかかりません。

キャンドルを灯す

炎にはリラックス効果があり、心身を休めてくれます。

ソルトランプを使う

落ち着いたオレンジ色の光を放つソルトランプには空気を浄化する効果があります。

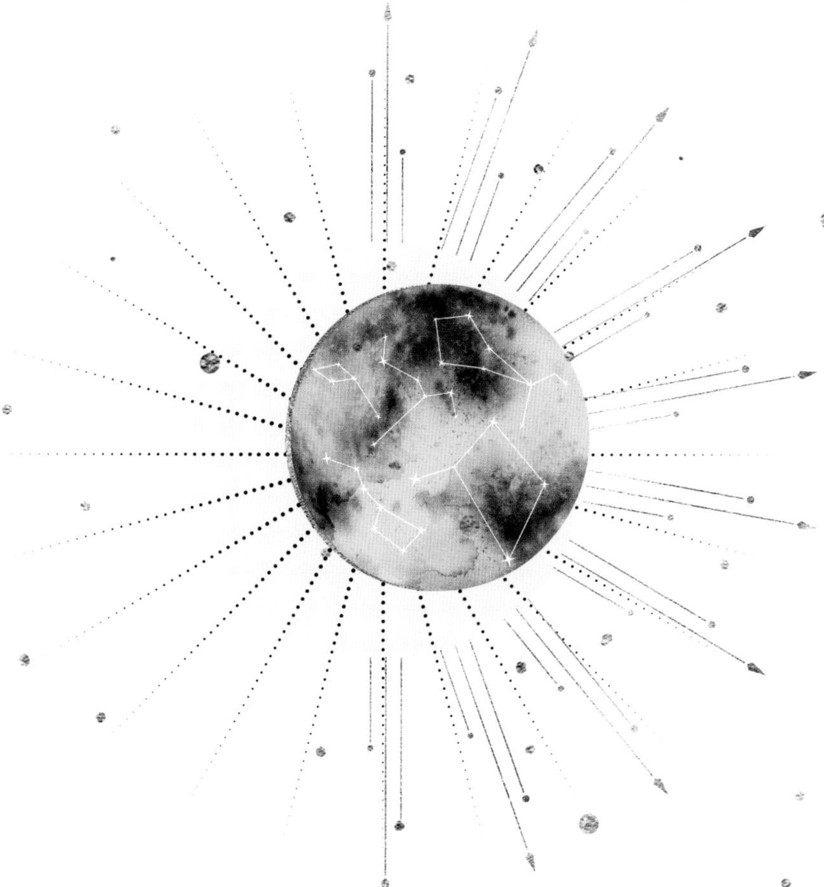

CHAPTER 2 | NOVEMBER ● BEAVER MOON

12月

DECEMBER

Cold Moon

コールドムーン

DECEMBER THEME

12月のテーマ

「この世で最も強力な武器は、
人間の熱い心だ」

フェルディナン・フォッシュ
FERDINAND FOCH

本格的な冬が到来すると、日が短くなり、冷え込みは厳しくなります。1年の締めくくりに凍てつく寒さが私たちを襲うことから、12月の満月は「コールドムーン」と呼ばれるようになりました。

今周期は、あなたの心を熱くするものが何であるかを考えてみます。あなたを内側から生き生きとさせ、暖めてくれるものは何でしょうか？　コールドムーンは、あなたの情熱を掻き立てるものが何であるかを思い出させてくれます。

新月のリチュアル

New Moon Ritual

このリチュアルで新月のパワーを味方につければ、あなたは内なる深い情熱に意識を向け、明確なインテンションを設定できるようになります。

STEP 1 空間を整える

「ぬくもり」や「情熱」が感じられる空間をつくりましょう。ぬくもりを演出するには、毛布にくるまったり炎を燃やしたりしてください。情熱を演出するには、キャンドルに火を灯して芳醇な香りを楽しみます。ファイアーアゲート（P.182）をもっている場合は炎の近くに置いておくか下腹部の近くで握りしめておきます。祈りを捧げる場合は、炎を連想させる言葉を口にしましょう（例：「野性」「力強い」「明るい」「魅惑的」）。

STEP 2 体をいたわる

温かいシナモンティーを飲みましょう。

STEP 3 心を解放する

自分の情熱と向き合うには、自分の内なる炎を解き放つ必要があります。

情熱を掻き立てるビジュアライゼーション

1. 居心地のよい場所を見つけたら、座って目を閉じます。ゆっくりと呼吸をし、リラックスしてください。
2. 雪が積もる、暗い森の中に座っているところを思い描きます。
3. 寒さをしのぐには、この状況をなんとかしなくてはなりません。何か楽しいことを思い浮かべてください。全神経を注いで、想像力を膨らませます。あなたが思い浮かべたことが、目の前で小さな火花になりました。少し暖かくなってきたでしょう。

4. 何か心が動かされることを思い浮かべてください。そのことで胸をいっぱいにします。先ほどの小さな火花は、小さな炎になりました。さらに暖かくなってきたでしょう。
5. 過去に自分が達成したことで、誇らしく思っていることを思い浮かべてください。それを達成したとき、どんな気持ちになったかを思い出します。先ほどの小さな炎は、中くらいの炎になりました。かなり暖かくなってきたでしょう。
6. これから成し遂げたいと思っていることを思い浮かべてください。それを成し遂げたら、どんな気持ちになるか想像します。先ほどの中くらいの炎は、大きな焚き火になりました。森が明るく照らされ、あなたは心地よい気分になります。目の前には美しい景色が広がっているでしょう。
7. 目を開けます。

コールドムーンの日記のトピック

ひとつ前のワークが終わったら、日記（または紙）とペンを用意し、次のトピックに答えてください。

1. 先ほど思い浮かべた、楽しいことは何でしたか？　あなたはなぜそれを楽しいと感じますか？
2. 先ほど思い浮かべた、心が動かされることは何でしたか？　あなたはなぜそれに心を動かされますか？
3. 先ほど思い浮かべた、誇らしいことは何でしたか？　あなたはなぜそれを誇らしいと感じますか？
4. 先ほど思い浮かべた、成し遂げたいことは何でしたか？　あなたはなぜそれを成し遂げたいのですか？
5. 炎を燃やし、寒くて暗い森が暖かくて美しい森に変わったとき、どんな気分になりましたか？

STEP 4 インテンションセッティングを行う

自分の情熱を掻き立てるものが何であるかを考えたら、次は明確なインテンションを設定しましょう。**引き寄せたいこと**に意識を向けます。それを書き出し、声に出して読み上げます。炎に向かって呟いてもよいでしょう。

コールドムーンのインテンションの例

「私はアートを生み出すことに情熱を燃やしていて、創造力を発揮するための時間をつくっている」

「体を動かすことや自然が大好きなので、日常的にアウトドアのアクティビティを行っている」

STEP 5 クロージング・セレモニー

ホットファッジサンデー（温かいチョコソースがかかったアイスクリーム）など、「あつあつ」と「ひんやり」の食感を同時に楽しめる食べ物を用意しましょう。

COLD MOON CRYSTAL

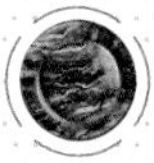

ファイアーアゲート
コールドムーンのパワーストーン

ファイアーアゲートは、揺れる炎のような遊色性をみせる褐色のストーンです。情熱を掻き立て、自分が本当に望んでいることに気づかせてくれます。さらに、土台や情熱と結びついているルートチャクラとセイクラルチャクラを整えてくれます。ファイアーアゲートには、持ち主を生き生きとさせる効果が期待できます。

このストーンの力を引き出すには、ポケットの中にしまっておくか、チャームとしてベルトにぶら下げておくとよいでしょう。

Waxing Crescent 三日月

このフェーズは、設定したインテンションを高めるときです。そのためには、自分の情熱に敬意を示すアートをつくりましょう。

松の木に情熱を掲げるエクササイズ

用意するもの　心が動かされるお気に入りの曲／紙切れを1枚
ペン／ゴールドの油性ペン／小さなオーナメントボールを12個
松の鉢植え

1. 心が動かされるまたはやる気が出るお気に入りの曲をかけます。曲が思い浮かばない場合は、Des'reeの『You Gotta Be』やAndra Dayの『Rise Up』もおすすめです。
2. 曲をリピート再生します。紙とペンを出したら、次の質問に対する答えを思いつく限り書き出してください。「自由な時間ができたら、何をしたい？」
3. 次の質問に対する答えを思いつく限り書き出してください。「心を動かすものは何？」
4. 次の質問に対する答えを思いつく限り書き出してください。「自分のどんなところが好き？」
5. ゴールドの油性ペンとオーナメントを出します。まずは、先ほどの答えをひとつオーナメントに書きましょう。
6. 残りのオーナメントにも同じように答えを書いていきます。
7. 鉢植えの松にオーナメントをすべて飾ります。鉢植えを窓の近くに置いたら「*私は、自分の中にある熱い気持ちを大切にしている*」と言いましょう。
8. 土が乾かないよう、定期的に水をあげます。水をあげるたび、オーナメントに書いてあることを声に出して読み上げて、熱い気持ちを思い出してください。

上弦の月

First Quarter

このフェーズは、行動を起こすのによいときです。目標を達成するために、具体的な計画を立てましょう。

情熱をもって物事に取り組むためのロードマップをつくる

用意するもの ‖ 紙切れ２枚とペン

1. 新月のリチュアルで行ったビジュアライゼーションを思い返してください(P.180)。あなたが成し遂げたいゴールは何ですか？
2. 紙の下部にゴールを書き、ゴールの左には達成予定日を書きます。この日付は、あなたが一所懸命に努力をした場合、ゴール達成までにどれくらいかかるかを予想して設定してください。
3. 紙の上部に「今の状況」と書き、その左に本日の日付を書きます。
4. サブゴールを書いていきます。メインのゴールを達成するにあたり、クリアしていく必要のある小さなゴールのことです。現在地からゴール地点に向かって、順番に書いていきます。サブゴールの左には、それぞれ無理なく達成できそうな日付を書いてください。
5. もう１枚の紙を取り出します。上部に「今の状況」、その左に本日の日付を書きます。下部には「ひとつ目のサブゴール」と達成予定日を書いてください。
6. ひとつ目のサブゴールを達成するためにクリアすべき小さなゴールはありますか？　これをミニゴールとし、１行目と最後の行の間に、順番に書きます。ミニゴールの左には、それぞれ無理なく達成できそうな日付を書いてください。
7. ひとつ目のサブゴールを達成したら、残りのサブゴールについて**5**と**6**の手順を繰り返します。続けていくと、メインゴールを達成できるはずです。道しるべやモチベーションが必要なときは、このロードマップを見返しましょう。

十三夜の月

Waxing Gibbous

インテンションを引き寄せるために必要な調整を行うのに最適な時期です。ここで紹介するエクササイズは、細かい調整を行うことがゴール達成へと近づけてくれるのだと証明してくれます。

筋肉を温めてストレッチするエクササイズ

1. お風呂場の扉を閉じた状態で、熱いシャワーを浴びます。熱で筋肉の緊張がほぐれていくでしょう。蒸気のこもった風呂場で、全身の水気を拭き取ります。服はまだ着ないでください。
2. 両膝の力を抜いた状態で、ゆっくりと前屈します。できるだけ深い前屈をしたら、そのまま20秒間キープしてください。
3. 上体をゆっくりと起こし、立ち姿勢に戻ります。深く呼吸をしてください。
4. 再び前屈をします。できるだけ深い前屈をしたら、そのまま30秒間キープしてください。
5. 上体をゆっくりと起こし、立ち姿勢に戻ったら、呼吸をします。
6. 呼吸が整ったら、再び前屈をします。筋肉の伸びを感じましょう。できるだけ深い前屈をしたら、そのまま40秒間キープしてください。
7. 上体をゆっくりと起こしたら、呼吸をします。
8. １回目の前屈と３回目の前屈を比べると、３回目に行ったときのほうが、両手の指先がつま先に近づいたでしょう。自分にこう言い聞かせてください。*「自分の体を温め、細かい調整を繰り返すことで、私はゴールへと近づくことができる」*

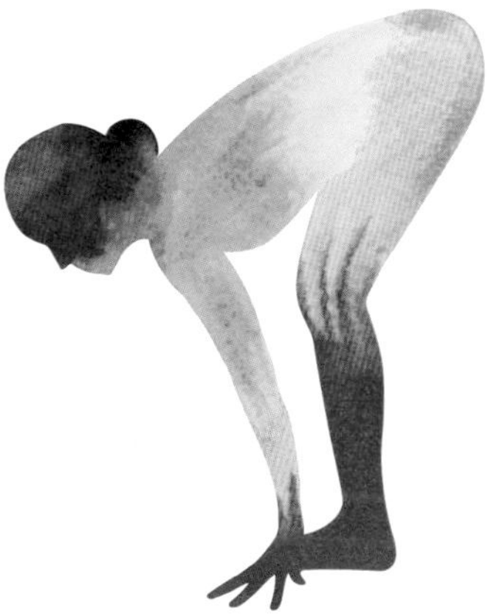

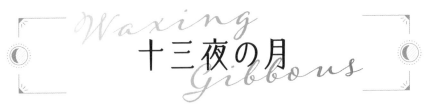

Full Moon Ritual

満月のリチュアル

心の余裕をつくってインテンションを引き寄せるために、手放したいものに意識を向けます。

STEP 1 空間を整える

新月のリチュアルと同じ空間をつくり直しても、新しい空間をつくってもかまいません。赤やオレンジのアイテムを取り入れることで、「情熱」や「炎」を演出してください。これまでのワークでファイアーアゲートを使ってきたのであれば、パワーを解放して再びチャージできるよう、浄化しましょう。屋外の安全な場所を見つけたら、満月の光の下にファイアーアゲートを置き（できれば地面と接触するようにして）、夜が明けたら朝日が昇る前に回収してください。このときに祈りを捧げる場合は、何かを手放すことに関連する言葉を口にしましょう（例：「柔軟」「受容」「明瞭」「意識」）。

STEP 2 体をいたわる

肌触りのよいバスローブに体を包みましょう。

STEP 3 心を解放する

自分の情熱を掻き立てるものが何であるかを見失わないよう、あらゆるメンタルブロックを排除してください。多くのメンタルブロックは自信のなさからくるので、まずは自分のメンタルブロックを把握します。

炎と氷のビジュアライゼーション

用意するもの ‖ 細長い紙切れを数枚／ペン／キューブアイス／小さなトレイ

1. 居心地のよい場所を見つけたら、そこに座ります。目を閉じ、深く呼吸をしてリラックスしてください。

2. 素敵なリビングルームで座り心地のよいソファに座っているところを思い描きます。目の前には、炎が燃えています。炎を眺めていると、心が動かされるでしょう。
3. あなたが「この人から信用されていない」と感じている人物が部屋に入ってくるところを思い描きます。過去に出会った相手でも、現在関わりのある相手でも、自分自身でもかまいません。炎が少し弱まり、室温が下がり、部屋の中が暗く感じられます。相手に*「なぜ私を信用していないの？」*と問いかけてみましょう。
4. 「この人から信用されていない」と感じる人物を他にも思い浮かべます。炎が消えてなくなるまで、**3**を繰り返してください。
5. 目を開けたら紙切れを用意します。先ほど思い浮かべた人物に*「なぜ私を信用していないの？」*と問いかけたとき、返ってきた答えを書き出してください。これらは、あなたの心に潜んでいる自信のなさの表れです。
6. トレイにキューブアイスを乗せ、目の前に置きます。氷が溶けていく様子を眺めながら、自信のなさと向き合います。
7. 氷が溶けきったら、あなたは自信のなさを手放す準備ができたということです。

STEP 4 自分のためにならないものを手放す

火気を安全に使用できる場所を見つけたら、先ほどのSTEP3で使った紙切れを燃やします。１枚燃やすたびに*「私は他人からの信用に惑わされたりしない。私は自信のなさにとらわれたりしない。私は有能で、素敵で、なんだってできる」*と声に出して言いましょう。これで、あなたの情熱を掻き立てる邪魔をしていたメンタルブロックはなくなりました。

STEP 5 クロージング・セレモニー

満月の光を浴びながら、コールドムーンのアファメーションを声に出して言います。*「私は内なる炎を燃やしている。そして私の中にある熱い気持ちが、炎の燃料となっている」*。息を吐き出します。実際に炎を燃やして、その近くで暖をとってもよいでしょう。

Waning Gibbous 居待月

このフェーズは「与えること」に適しています。あなたを支えてくれる人物を思い浮かべたら、その人に恩返しをしましょう。

キャンドルを贈る

用意するもの　新聞紙／ガラス容器／ソイワックス／大きなガラスのボウル／座金がついたキャンドル芯／洗濯ばさみ／鍋／使い捨ての木製スティック／エッセンシャルオイル／はさみ／メッセージカード

1. 作業台に新聞紙を敷きます。ガラスの容器いっぱいにワックスを入れたら、ボウルに移し替えます。これをもう一度繰り返してください。
2. 座金がついたキャンドル芯をガラス容器に入れ、洗濯ばさみを使って芯の先端をガラス容器の上部に固定します。
3. 鍋に水を張り、中火で温めます。ワックスが入ったボウルをお湯に入れて湯せんします。
4. ワックスが溶けてきたら、木製のスティックでかき混ぜます。ワックスが溶けきったら、エッセンシャルオイルを入れます。30滴以上入れ、強い香りが好みであればさらに入れてください。再び木製のスティックでかき混ぜます。
5. 火をとめ、**4**をガラス容器にゆっくりと注ぎます。このとき、キャンドル芯を囲うようにして入れましょう。
6. 一晩おいたら、キャンドル芯の先端をちょうどいい長さに切ります。
7. *「熱い気持ちをもちたいと思ったら、このキャンドルに火を灯してください。そして、私はいつでもあなたの味方だということを思い出して！」*とメッセージカードに書きます。
8. あなたを支えてくれた人物にキャンドルをプレゼントします。自分へのプレゼントにしてもよいでしょう。

Third Quarter

下弦の月

今周期中、自分の重荷になっていたネガティブなエネルギーがあれば、このタイミングで手放しましょう。

温かいドリンクを飲むことで、セイクラルチャクラとルートチャクラ（情熱やインスピレーションに結びついている）を閉ざしていたネガティブなメンタルブロックを外すことができます。

ホットチョコレートでチャクラを開く

用意するもの　牛乳を１カップ（低脂肪乳、無脂肪乳、豆乳などでも可）／生クリームを少量（あれば）／砂糖を小さじ２と½／チョコレートチップを⅓カップ／ホイップクリーム（あれば）／鍋／泡立て器／マグカップ

1. 鍋に牛乳、生クリーム、砂糖を入れたら、泡立て器でよく混ぜます。中火にかけてください。
2. 沸騰直前で火を弱め、チョコレートチップを加えます。２分ほどすると、チョコが溶けてもったりとしてくるでしょう。
3. お気に入りのマグカップに注ぎ、ホイップクリームをトッピングします。
4. マグカップをもち、居心地がよくて心が落ち着く場所へ移動します。
5. 自分の中にあるネガティブな感情が、ルートチャクラ（尾骨）とセイクラルチャクラ（おへその５センチ下あたり）を結ぶ位置を冷たくしている様子を想像します。
6. ホットチョコレートを一口飲むたびに、熱いエネルギーが体の中を流れます。先ほど冷たくなっていた部分が徐々に温まってきます。
7. さらに飲み続けていると、先ほど冷たくなっていた部分が熱をもっていきます。
8. これでネガティブなメンタルブロックが外れました。チャクラが開かれ、あなたは内なる情熱と結びつくことができます。

Waning Crescent 有明月

休息をとって今回の周期を締めくくり、次の周期に備えるときです。「夢を見ること」は、休息における重要な要素のひとつです。夢は、時に私たちを答えへと導いてくれる、強力なツールだからです。

楽しい夢を見るためのヒント

楽しく夢を見られるように３つの要素に気をつけましょう。

良質な睡眠

夢を見るには、よい睡眠が必要です。寝室を暗くし、心地よい寝具で眠りましょう。夜中に目が覚めてしまう場合は、メラトニンのサプリメントを摂取してください（必ず用法・用量を守ってお使いください）。また、就寝前に瞑想を行うことで、リラックス効果が高まります。さらに、寝る３時間前以降は食事を控えることで、ぐっすりと眠れるようになるでしょう。

夢を引き寄せる

見たい夢を声に出して言ったり、夢リストを作成することで、引き寄せることができます。夢で会いたい人物や解決したい悩み事について言ったり書いたりするとよいでしょう。

夢を書きとめる

見た夢の内容を書きとめられるように、夢日記、ペン、ライトをベッドの横に用意しておきます。怖い夢を見たとき、水を飲むことで少しずつ現実に戻れるため、コップ１杯の水を置いておくのもよいでしょう。夢日記を見返すと、何らかのシンボル、色、テーマが登場していたり、あるいはパターンを繰り返していたり、過去にも似たような夢を見たことに気づくかもしれません。本やインターネットで調べて、自分なりに見た夢を分析してみましょう。あるいは、答えはすでに自分の中にあって、自分自身と向き合うことで夢の解釈が見つかるかもしれません。

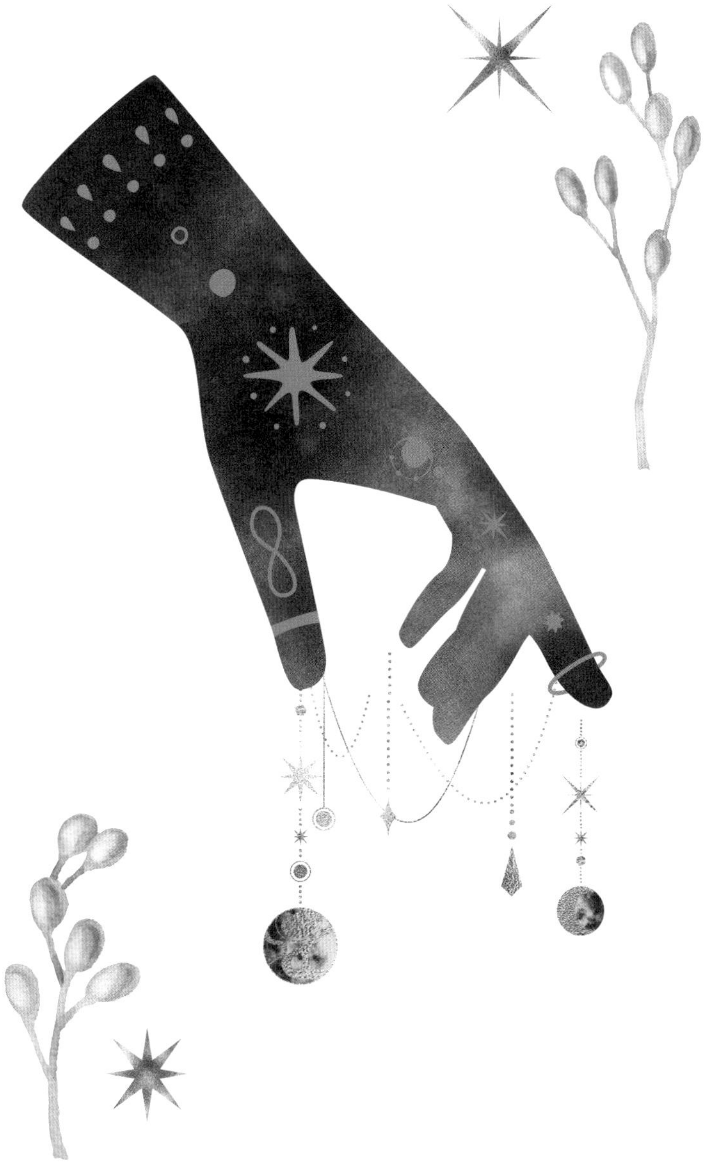

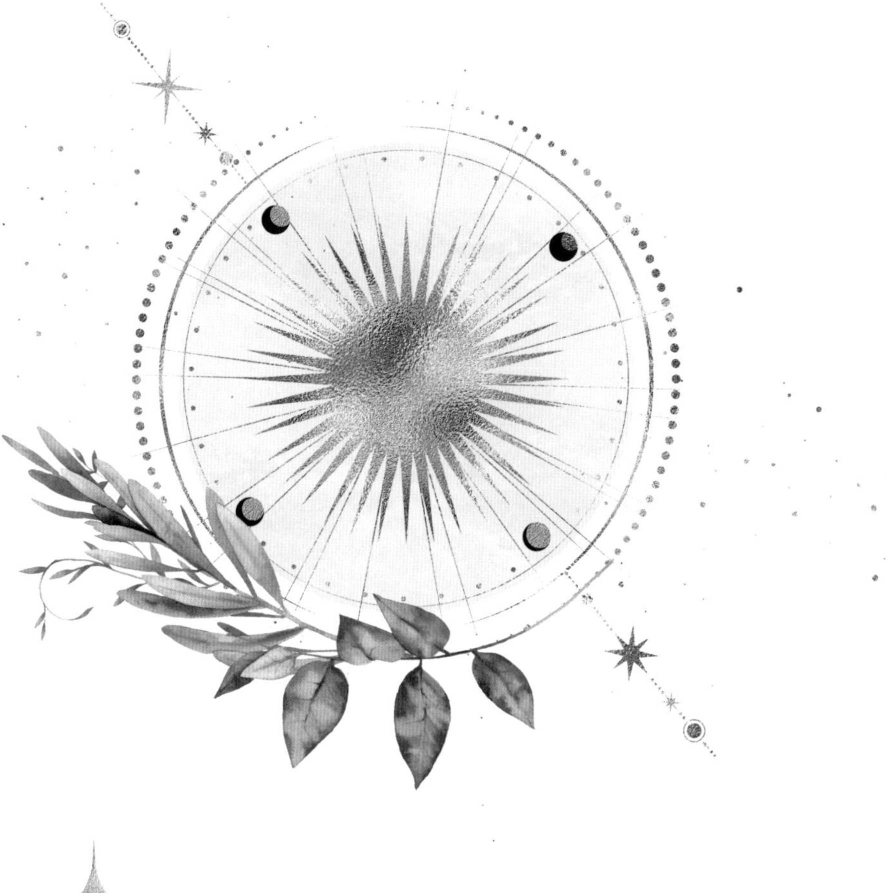

CHAPTER

3

特別な満月・新月のリチュアル

OTHER MOONS

「そして何より、目をキラキラと輝かせて、まわりを見渡すんだ。
信じられないような秘密は、いつも思いがけないところに潜んでいるのだから。
魔法を信じない人は、それを見つけることもできないよ」

ロアルド・ダール
ROALD DAHL

ここまでは月ごとの満月を12ヵ月分紹介してきましたが、ほかにも面白い特徴をもつ満月や新月があります。月ごとの満月の代わりとなるものもあれば、数年に一度しか現れない希少なものもあります。この章ではめずらしい満月と新月、それらの特徴に合ったインテンションセッティングのリチュアルやアクティビティまたはワークを紹介します。まずは、夜空を見上げて特別な月の光を感じることから始めてみませんか？

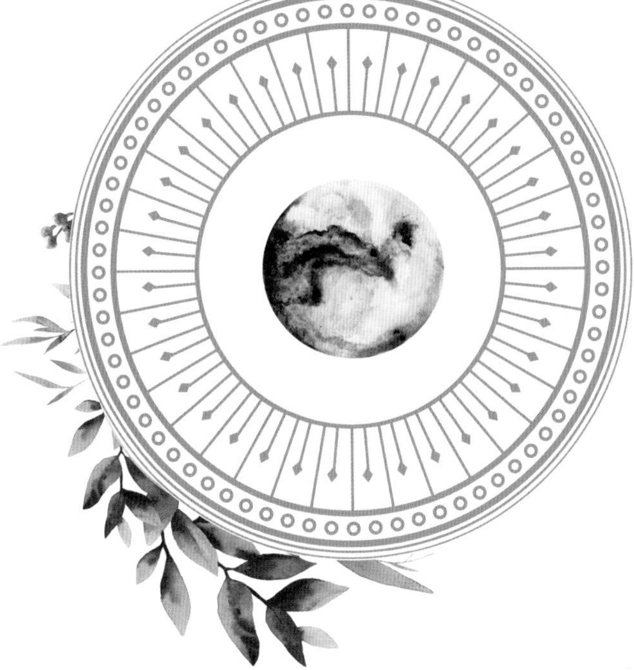

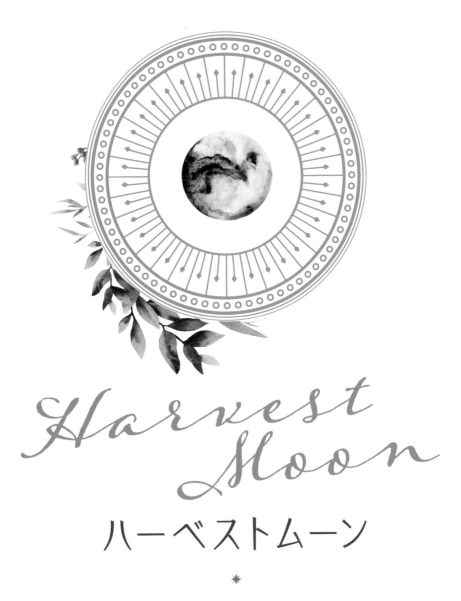

Harvest Moon

ハーベストムーン

ハーベストムーンは、9月または10月の秋分の日に最も近いタイミングで訪れる満月のことです。秋分の日は、夏の終わりと秋の訪れを意味しています。この時期になると、月明かりに頼って作物の収穫（ハーベスト）が行われていたことから、ハーベストムーンの名前がつきました。

あなたの人生を月明かりのように「照らしてくれるもの」を大切にしましょう。

ハーベストムーンのリチュアル

HARVEST MOON RITUAL

このリチュアルを行うことで、自分の人生を照らしてくれるものに意識を向け、明確なインテンションを設定できます。

STEP 1　空間を整える

明かりを取り入れた空間づくりを行います。部屋の照明をすべてつけたり、炎を燃やしたり、キャンドルに火を灯したり、窓をすべて開けて満月の光を部屋に入れるとよいでしょう。リチュアルを始める前に祈りを捧げる場合は、明かりを連想させる言葉を口にしましょう（例：「まぶしい」「輝く」「明瞭」「ビジョン」）。

STEP 2　体をいたわる

サンティー（日光を浴びせてつくった水出し紅茶）を一杯飲みましょう。

STEP 3　心を解放する

人生を照らしている光に関連したインテンションを設定するには、まずはその光が何であるかを知る必要があります。そのためには、次のワークを行いましょう。

暗い部屋を照らす明るい光のビジュアライゼーション

1. 静かな場所を見つけたら、そこに座ります。目を閉じ、呼吸をし、心を落ち着かせてください。
2. 真っ暗な部屋で座っているところを思い描きます。
3. 想像の中のあなたは、手のひらを上に向けた状態で、両手を膝に乗せています。
4. 自分にこう問いかけてみましょう。*「私が助けを必要としていたとき、手を差し伸べてくれた人物は誰だろうか？」*その人物を思い浮かべると、豆粒のように小さな明るい光が手のひらに宿ります。

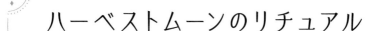

5. 自分に問いかけましょう*「私が困難に陥ったとき、乗り越えるうえで役に立つ特性は何？」*自分の中にある特性を思い浮かべるたびに、先ほどの小さな光が膨れ上がり、野球ボールほどの大きさになります。
6. 自分に問いかけましょう*「私が生まれもった才能は何？」*自分の才能を思い浮かべるたびに、先ほどの光がさらに膨れ上がり、バスケットボールほどの大きさに！　部屋が明るく照らされ、あなたは色とりどりの花に囲まれています。
7. 目を開けます。

ハーベストムーンの日記のトピック

ひとつ前のワークが終わったら、日記（または紙）とペンを用意し、次のトピックに答えてください。

1. 先ほどのワークで思い浮かんだ、手を差し伸べてくれた人物は誰ですか？　その人物はどのようにあなたを助けてくれましたか？
2. あなたが困難を乗り越えるのに役立った特性は何ですか？　それはどのように役立ちましたか？
3. あなたが生まれもった才能は何ですか？　それはどのようにあなたの人生を豊かにしてくれましたか？

STEP 4　インテンションセッティングを行う

人生を照らす光を見つけたら、次は明確なインテンションを設定しましょう。**引き寄せたいこと**に意識を向けます。それを書き出し、声に出して読み上げます。懐中電灯でインテンションを照らしてもよいでしょう。

ハーベストムーンのインテンションの例

「私は何があっても味方をしてくれる友達や家族に感謝している」
「私は機知に富んでいるので、何があっても対応できる」

STEP 5　クロージング・セレモニー

部屋の電気を消し、静かに座ります。暗闇を明るく照らしてくれる、人生の光に感謝を示しましょう。

ハーベストムーンのアクティビティ

HARVEST MOON ACTIVITY

ハーベストムーンが姿を現す秋の始まりは、家庭菜園を始めるのに最適な時期です。このときに植えた野菜は翌年の春に収穫し、食べることができます！

家庭菜園のエクササイズ

用意するもの　レイズドベッド（床面を高くした植えつけ場所）
またはプランターとそれを置ける屋外スペース／
堆肥（自家製または購入したもの）／培養土／寒さに強い野菜の種または苗

RECOMMENDED VEGGIES
おすすめの野菜品種

✦ルッコラ	✦芽キャベツ	✦ケール	✦ほうれん草
✦ビーツ	✦キャベツ	✦レタス	✦スイスチャード
✦ブロッコリー	✦コラード	✦ラディッシュ	✦カブ

1. 日当たりがよく、レイズドベッドまたはプランターを設置することができる屋外スペースを見つけます。大きな庭があれば、大きな菜園をつくれるでしょう。小さなベランダしかなければ、育てる野菜を１～２種類に限定してください。プランターは詰め込み過ぎないほうがよいでしょう。
2. レイズドベッドまたはプランターに堆肥と培養土を１：１の割合で入れます。
3. 種または苗を植えます。
4. 水をまんべんなくあげます。
5. 野菜の様子を確認するたびに「*私の人生は光にあふれている*」と声に出して言いましょう。

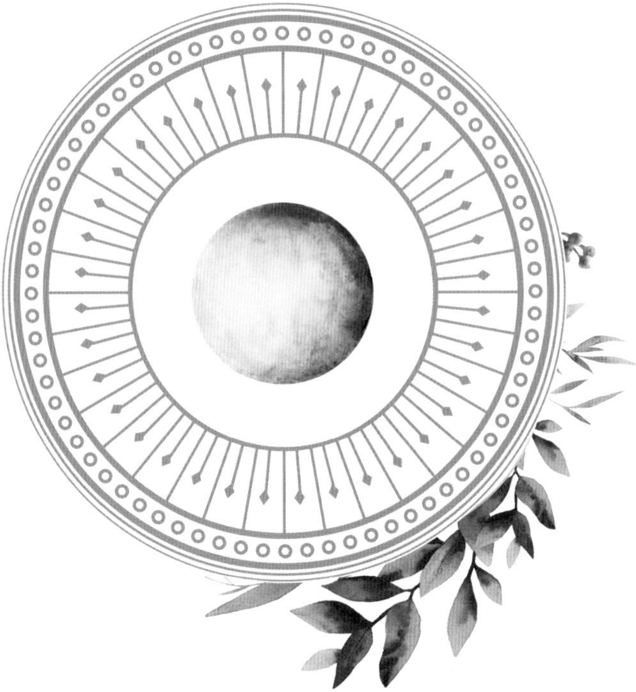

Blue Moon

ブルームーン

ブルームーンは、ひとつの季節で満月が4回やってくるときに見られます。あるいは、ひと月の中で満月が２回やってくるとき、その２回目をブルームーンと呼ぶ、とわかりやすく定義することもあります。

この満月は、身近なところにある魔法に気づかせてくれます。新しいこと、あるいはこれまでと違うことに挑戦して、非常に貴重で特別な瞬間を見つけましょう。

ブルームーンのリチュアル

BLUE MOON RITUAL

このリチュアルを行うことで、ブルームーンの力を借りて日々の生活に魔法をかけ、明確なインテンションを設定できます。

STEP 1 空間を整える

あなたが神秘的、特別、貴重だと感じるアイテムを取り入れましょう。価値のある品物を飾ったり、特別な日につける香水を身にまとったり、ラメパウダーを施して輝きを補うのもよいでしょう。リチュアルを始める前に祈りを捧げる場合は、魔法を連想させる言葉を口にしましょう（例：「畏敬の念」「魔法にかかる」「魅惑的」「神秘」）。

STEP 2 体をいたわる

ホワイトホットチョコレートに色とりどりのスプリンクルをふりかけて飲みましょう。

STEP 3 心を解放する

「もう子どもじゃないのだし、魔法なんて信じない」と思っていませんか？　大人だって、魔法を信じてよいのです。童心を忘れないことは、創造性や想像性を発揮したり、自分らしさを保つために大切です。

次のアクティビティを行えば、童心に帰って魔法を身近に感じられるようになります。

自分だけの魔法の本をつくるワーク

用意するもの　紙切れを数枚／色つきのペン／のり／ラメパウダー／シール／３つ穴の穴あけパンチ／リボンまたは紐

1. 紙を２枚取り出します。１枚目にあなたが**美しいと感じるもの**を、２枚目にあなたが**心動かされるもの**を思いつく限り書き出してください。これは後ほど使う覚え書きになります。

2. 紙をもう１枚取り出します。これは本の表紙になります。お気に入りの色のペンを使って、「*(あなたの名前) の魔法の本*」と書いてください。
3. 紙をもう１枚取り出します。これは本の最初のページになります。次のように書きましょう。「*むかしむかし、あるところに (あなたの名前) という、不思議な力をもつ人がいました。これは魔法の世界での物語です…*」
4. 紙を数枚取り出したら、改めてあなたが美しいまたは心動かされると感じたことを書いていきます。
5. 紙をもう１枚取り出します。これは本の最後のページになります。次のように書きましょう。「*そして、彼らは魔法の世界で幸せに暮らしました*」
6. 色つきのペン、のり、ラメパウダー、シールを使って、あなたが美しいと感じるものを書いたページにデコレーションを施します。
7. すべてのページを束ねたら、3つ穴を開けます。リボンや紐を使って綴じましょう。

STEP 4 インテンションセッティングを行う

身近にある魔法のようなことに気づいたら、次は明確なインテンションを設定しましょう。**引き寄せたいこと**に意識を向けます。それを書き出し、声に出して読み上げます。おまじないを唱えるように、両手をひらひらとさせながら行ってもよいでしょう。

ブルームーンのインテンションの例

「私は『今、この瞬間』に意識を向けることで、自分の人生が奇跡に満ちていることに気づくことができる」
「私は新鮮な気持ちで生き生きと過ごせるよう、季節ごとに新しいことに挑戦している」

STEP 5 クロージング・セレモニー

ラメパウダーをひとつかみ宙に放ったり、線香花火に火をつけます。

ブルームーンのアクティビティ

BLUE MOON ACTIVITY

誕生日や祝日だけでなく、私たちの過ごす毎日は*1日1日*が貴重で、特別で、ふたつとないものです。そのことをブルームーンは思い出させてくれます。

「スペシャルデイ」ワーク

自分が朝から晩まで特別な気分に浸ることのできる日を見つけましょう。次でおすすめの過ごし方を紹介するので、それらを取り入れても、自分だけのやり方を見つけてもかまいません。

支度に時間をかける

長時間湯船につかったり、熱いシャワーを浴びて心を落ち着かせてください。自分が美しいと思うヘアセットやメイクをして、お気に入りの服を着ましょう。

自分へのプレゼントを買って、メッセージカードを書く

誕生日に特別感があるのは、プレゼントをもらうからというのも理由のひとつです。あえてなんでもない日に、自分にプレゼントを贈ってみましょう。特別な何かを買ってきたら、ラッピングをし、リボンをつけ、自分へのメッセージカードを添えてください。

大好物を食べる

お気に入りのレストランで外食しても、大好きな手料理を用意しても、食事をテイクアウトして贅沢なおうち時間を過ごしてもかまいません。

あなたは毎日頑張っているのですから、ケーキを食べるのもおすすめです。キャンドルに火を灯して願い事をしたら、火を吹き消しましょう！

リマインダー

日常に魔法をかけたいと思ったら、あなたはいつでもこうして自分を大切に扱ってよいのです。

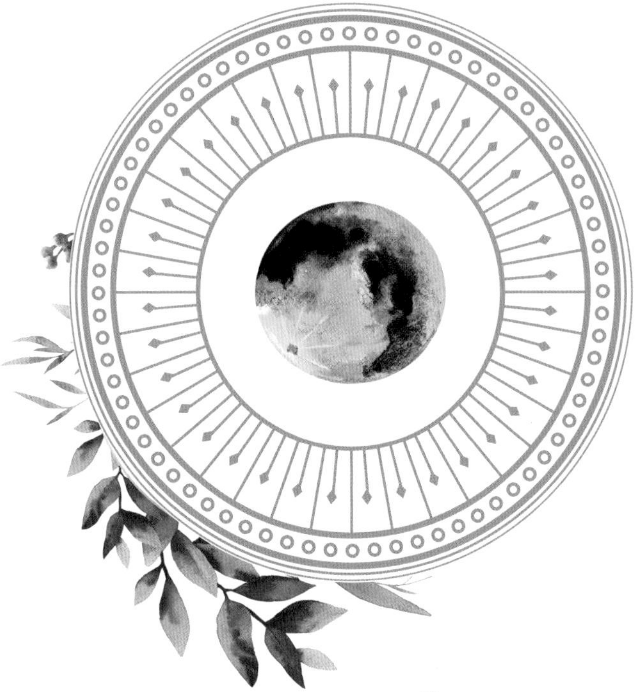

Black Moon

ブラックムーン

ブラックムーンは、32カ月に一度訪れる希少な新月です。ひとつの季節で新月が4回やってくるとき、あるいは、ひと月の中で新月が2回やってくるときの2回目をブラックムーンと呼ぶ、とわかりやすく定義することもあります。

人生の闇に意識を向けるときです。苦しい日々がどのようにあなたの精神を成長させ、成熟させたかを振り返ってみましょう。

ブラックムーンのリチュアル

BLACK MOON RITUAL

このリチュアルで新月のパワーを味方につければ、苦境を前向きにとらえ、明確なインテンションを設定できるようになります。

STEP 1 空間を整える

この空間づくりの目的は、あなたが試練を乗り越えたときに得る教訓を最大限に活かせるようにすることです。そのためには照明を薄暗くするか、完全に消してください。さらに、黒い服を着るとよいでしょう。暗闇に恐怖を覚えないよう、心が落ち着く音楽をかけます。このときに祈りを捧げる場合は、困難を乗り越えることに関連する言葉を口にしましょう（例：「強さ」「見通し」「知恵」「信念」）。

STEP 2 体をいたわる

ダークチョコをひとかけ食べます。苦味と甘味が交互にやってくるでしょう。

STEP 3 心を解放する

暗闇の中にいるということ、そして暗闇にいると光がどのように見えてくるか、理解できるでしょう。

暗闇での瞑想

1. 静かで座り心地のよい場所を見つけます。正面にキャンドルを置き、火を灯します。部屋の光がキャンドルの炎だけになるよう、照明をすべて消してください。
2. ５秒間かけて炎を見つめたら、目を閉じます。
3. まぶたの裏に炎の輪郭が見えるでしょう。それを見続けていると、次第にまぶたの裏にうつった炎は消滅し、あなたは暗闇にとり残されます。
4. 深く呼吸をします。目を開けたら、すぐにキャンドルの炎に視線を向けます。

5. エクササイズの最初に比べて、炎は明るさを増しましたか？　しばらく暗闇にいることで、炎がより明るく感じられるでしょう。

ブラックムーンの日記のトピック

ひとつ前のワークが終わったら、日記（または紙）とペンを用意し、次のトピックに答えてください。

1. 暗い部屋にいて、キャンドルの炎だけが揺れているとき、あなたは心地よいと感じましたか？　それはなぜですか？
2. 目を閉じ、暗闇にとり残されたとき、あなたはどんな気分でしたか？
3. 暗闇を置かれた後で再び目を開けると、最初に見たときよりも炎は明るく感じましたか？　それはなぜですか？

STEP 4　インテンションセッティングを行う

暗闇を味わうことで得られるものがあったでしょう。それを実感したら、次は明確なインテンションを設定してください。**引き寄せたいこと**に意識を向けます。それを書き出し、声に出して読み上げます。目を閉じて行ってもかまいません。

ブラックムーンのインテンションの例

「人生の苦境が私をより強くした」
「つらいときは、自分が成長するときだ」

STEP 5　クロージング・セレモニー

真っ暗な部屋の中で、５分間横たわります。暗闇に身を委ねましょう。明かりをつけたら、声に出して自分にこう言いましょう。*「困難を乗り越えてくれて、ありがとう」*

ブラックムーンのアクティビティ

BLACK MOON ACTIVITY

ブラックムーンは、私たちはつらいときこそ成長できるのだと教えてくれます。ここでのアクティビティがそれを証明します。

闇の後の光を見つけるスクラッチカード

用意するもの A4サイズの白いカラーペーパー／ペン／透明の梱包用テープ／食器用洗剤／黒いアクリル絵の具／小さなボウル／絵筆

1. カラーペーパーに四角を９つ描きます。大きさや位置を揃える必要はありませんし、定規で測りながら描いてもかまいません。
2. 四角の上には、これまでの人生で直面した苦境や困難を書きます。
3. 四角の中には、困難を乗り越えて学んだことや得たものを書きます。
4. 四角一つひとつを覆うように、透明の梱包用テープを貼っていきます。
5. 小さいボウルに食器用洗剤と黒いアクリル絵の具を２：１の割合で入れて混ぜます。
6. **5**で四角の中身（梱包用のテープの上）を塗り潰します。乾いたら、さらに上から塗り重ねてください。テープの透明感がなくなるまで、これを何度か繰り返します。

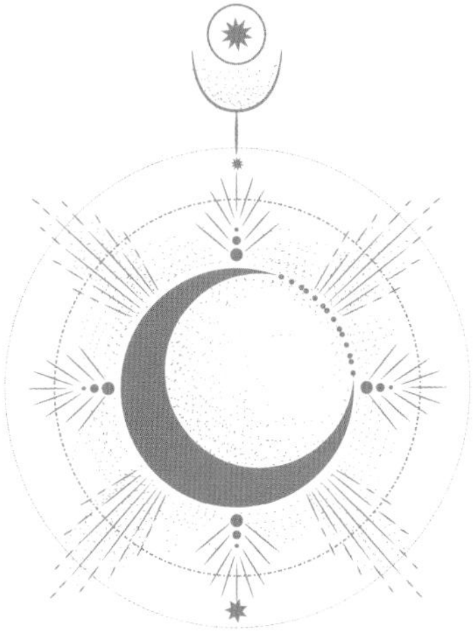

苦境を乗り越えたときに成長や成熟が待っているということを思い出したくなったら、四角の上に塗り潰した黒い部分をコインで削ってみましょう。

CONCLUSION

月とともに生きた1年

お疲れさまでした。ここまであなたは月とともに生き、月の周期について学び、月を愛してきました。

ウルフムーンでは本能をむき出しにして吠え、スノームーンでは静寂に身を委ねました。サップムーンではとめどない愛を感じ、ピンクムーンでは色鮮やかに輝きました。フラワームーンでは咲き誇り、ストロベリームーンでは人生の甘さを味わいました。バックムーンでは自身の強さと成熟度を認識し、スタージョンムーンでは豊かさに感謝をしました。コーンムーンでは自分の人生にとって何が重要かを考え、ハンタームーンではこれから起こることに備えました。ビーバームーンではサンクチュアリをつくり、コールドムーンでは内なる炎を見つけました。

あなたはセルフケアやインテンションセッティングを行ったり、自分を振り返ることで、自己理解を深めてきました。あなたは成長しました。あなたが発する光は明るく、鮮やかで、満月の美しい光を思い起こさせます。自己認識度、心の成熟度、そして自己愛を高めることは、人生における永遠のテーマです。

この本は、今後何年も繰り返し使うことができます。今年教訓になったことが、翌年以降も同じように学びとなるかもしれません。今年何らかの影響を受けたことから、翌年以降はまるで違う影響を受けるかもしれません。それが「成長」の面白いところです。月が絶えず変化しているように、あなたも絶えず変化しているのです。

セルフケアを続けていく中で、自分だけのワークやリチュアルをつくっていきましょう。この本からインスピレーションを受けてもかまいません。あるいは、月の光をインスピレーションの源にしてもよいでしょう。実際、それさえあれば十分なのですから。

REFERENCE

Badgett, Becca. "*Growing Jasmine Indoors: Care of Indoor Jasmine Plants*"
Gardening Know How, www.gardeningknowhow.com/ornamental/flowers/jasmine/growing-jasmine-indoors.htm

「盆栽の管理と育て方」（盆栽エンパイア）
https://www.bonsaiempire.jp/

Cafasso, Jacquelyn. "*Binaural Beats: Sleep, Therapy, and Meditation*" Edited by Deborah Weatherspoon, Healthline Media, September 18, 2018, www.healthline.com/health/binaural-beats

"*Carnelian Healing Properties: Carnelian Meaning: Benefits of Carnelian: Metaphysical Properties of Carnelian: Charms of Light-Healing*" Charms of Light
www.charmsoflight.com/carnelian-healing-properties

Carroll, Lewis. Tenniel, John（イラスト）
"*Alice's Adventures in Wonderland; Through the Looking-Glass*"
Sebastian Kelly, 1999

Dodd, Virginia. "*10 Tips For A Successful Indoor Herb Garden*"
The Culinary Herb Garden, June 1, 2020
howtoculinaryherbgarden.com/indoor-herb-garden

Ely, Kiki. "*The Complete Guide to Self-Care: Best Practices for a Healthier and Happier You*" Chartwell Books, 2020

Erickson, Kristen. "*Supermoon, Blood Moon, Blue Moon and Harvest Moon*" NASA, September 30, 2019
spaceplace.nasa.gov/full-moons/en

"*Finding the New Moon Within You*" Lunarly
lunarly.com/blogs/self-care/finding-the-new-moon-within-you

Gill, Nikita. "*A Quote by Nikita Gill*" Goodreads
www.goodreads.com/quotes/7942834-some-days-i-am-more-wolf-than-woman-and-i

Harvard Health. "*Sour Mood Getting You Down? Get Back to Nature*" Harvard Men's Health Watch, March 3, 2021
https://www.health.harvard.edu/mind-and-mood/sour-mood-getting-you-down-get-back-to-nature

Herbal Goodness. "*Foot Reflexology: 15 Amazing Pressure Points on Your Feet*" Herbal Goodness, February 24, 2018
www.herbalgoodnessco.com/blogs/healthy-living/foot-reflexology-15-amazing-pressure-points-on-your-feet

"*Intentions 101*" Lunarly
lunarly.com/blogs/self-care/intentions-101

"*Jasper Healing Properties: Jasper Meaning: Benefits of Jasper: Metaphysical Properties of Jasper: Charms of Light-Healing*"
Charms of Light
www.charmsoflight.com/jasper-healing-properties

Johnston, Gordon. "*October 2020: The Next Full Moon Is the Harvest Moon-NASA Solar System Exploration*" NASA, September 28, 2020
https://solarsystem.nasa.gov/news/1520/october-2020-the-next-full-moon-is-the-harvest-moon/

Laliberte, Kathy. "*Growing Bulbs Indoors-Forcing Bulbs: Gardener's Supply*" Gardener's Supply
www.gardeners.com/how-to/growing-bulbs-indoors/5158.html

Lucas, Caroline. "*Selenite: Meaning, Properties and Powers*"
CrystalsandJewelry.com, June 19, 2020
meanings.crystalsandjewelry.com/selenite

"*Metaphysical Properties of Labradorite*" Mooncat Crystals
mooncatcrystals.com/pages/labradorite

Opie、Iona、Peter Opie『The Oxford Dictionary of Nursery Rhymes』Oxford, University Press, 1951

Rao, Joe. "*Black Moon 2020: What It Is (and Why You Can't See It)*" Space.com, August 18, 2020, www.space.com/34162-black-moon-guide.html

Rekstis, Emily. "*Healing Crystals 101*" Healthline, October 4, 2019, www.healthline.com/health/mental-health/guide-to-healing-crystals

Rhoades, Heather. "*Starting an African Violet-Growing African Violet Plants with Seeds*" Gardening Know How
www.gardeningknowhow.com/houseplants/african-violet/african-violet-seeds.htm

"*Sand and Stone Garden*" Portland Japanese Garden, October 20, 2019, japanesegarden.org/garden-spaces/sand-stone-garden

Venefica, Avia. "*January Full Wolf Moon Meaning*" The Blog for Whats-Your-Sign.com by Avia, January 1, 2020
https://www.whats-your-sign.com/january-full-wolf-moon-meaning.html

Yugay, Irina. "*Solar Plexus Chakra: A Guide to Your Personal Power*" Mindvalley Blog, January 23, 2019
blog.mindvalley.com/solar-plexus-chakra

The LUNARLY mark is used here under license from Swiss Farms Products, Inc.
Please visit www.lunarly.com.

First published in 2021 by Rock Point, an imprint of The Quarto Group,
142 West 36th Street, 4th Floor, New York, NY 10018, USA
T (212) 779-4972 F (212) 779-6058 www.Quarto.com

10 9 8 7 6 5 4

ISBN: 978-1-63106-783-9

Library of Congress Control Number: 2021936286

Publisher: Rage Kindelsperger
Creative Director: Laura Drew
Managing Editor: Cara Donaldson
Senior Editor: Katharine Moore
Interior Design: Chika Azuma

Printed in China

This book provides general information on various widely known and widely accepted self-care practices. However, it should not be relied upon as recommending or promoting any specific diagnosis or method of treatment for a particular condition, and it is not intended as a substitute for medical advice or for direct diagnosis and treatment of a medical condition by a qualified physician. Readers who have questions about a particular condition, possible treatments for that condition, or possible reactions from the condition or its treatment should consult a physician or other qualified healthcare professional.

Japanese translation rights arranged with
Quarto Publishing Group USA Inc.
through Japan UNI Agency, Inc., Tokyo

日本語版制作スタッフ

デザイン　大橋麻耶（maya design room）
編集協力　藤岡操
翻訳　佐伯花子
翻訳協力　株式会社トランネット
校正　玄冬書林

Lunarly

月とともに生きる仲間のコミュニティ。メンバーは数千人にものぼり、参加者がともに探求し、学び、共有できる場所になっている。

Kiki Ely

セルフケア、マインドセット、美のキュレーター。弁護士やイベントデザイナーとしての経験を積んだのち、より満たされる、人間関係が豊かな、自分らしい人生を送りたいと一念発起する。インフルエンサー、ブロガー、作家としての活動をするほか、集会、リトリート、ワークショップ、Podcast でのスピーカーや、日常で何らかの調整やバランス、真実を求めている個人や企業向けにコーチングを行う。自分らしい人生を送り、幸せを感じ続けることは、誰もが生まれもった権利だと考えている。

12ヵ月《じゅうにかげつ》のムーンリチュアルBOOK《ぶっく》

2023 年 9 月 20 日 第 1 刷発行

著　者　Lunarly《ルーナリー》, Kiki《キキ》 Ely《エリー》
発行者　吉田芳史
印刷所　株式会社光邦
製本所　株式会社光邦
発行所　株式会社日本文芸社
〒 100-0003
東京都千代田区一ツ橋 1-1-1　パレスサイドビル 8 F
TEL 03-5224-6460（代表）

Printed in Japan　112230913-112230913 Ⓝ 01 (310095)
ISBN978-4-537-22139-8

編集担当：河合

内容に関するお問い合わせは、
小社ウェブサイトお問い合わせフォームまでお願いいたします。
https://www.nihonbungeisha.co.jp/